Best of Therapie

Mit „Best of Therapie" zeichnet Springer die besten Masterarbeiten aus den Bereichen Ergotherapie, Logopädie und Physiotherapie aus. Inhalte aus den etablierten Bereichen der Therapiewissenschaft, Pädagogik, des Gesundheitsmanagements und der Grundlagenforschung finden hier eine geeignete Plattform. Die mit Bestnote ausgezeichneten Arbeiten wurden durch Gutachter empfohlen und behandeln aktuelle Themen rund um die Therapiewissenschaften im Gesundheitswesen.

Die Reihe wendet sich an Praktiker und Wissenschaftler gleichermaßen und soll insbesondere auch Nachwuchswissenschaftlern Orientierung geben.

Weitere Bände in der Reihe http://www.springer.com/series/15357

Carmen Barth

Kompetenzentwicklung im Studium ermöglichen

Die Rolle des reflektierenden Gesprächs

Mit einem Geleitwort von Sabine Degenkolb-Weyers

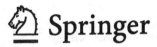 Springer

Carmen Barth
Frlangen, Deutschland

Best of Therapie
ISBN 978-3-658-20200-2   ISBN 978-3-658-20201-9   (eBook)
https://doi.org/10.1007/978-3-658-20201-9

Die Deutsche Nationalbibliothek verzeichnet diese Publikation in der Deutschen National-
bibliografie; detaillierte bibliografische Daten sind im Internet über http://dnb.d-nb.de abrufbar.

Gedruckt auf säurefreiem und chlorfrei gebleichtem Papier

Springer ist Teil von Springer Nature
Die eingetragene Gesellschaft ist Springer Fachmedien Wiesbaden GmbH
Die Anschrift der Gesellschaft ist: Abraham-Lincoln-Str. 46, 65189 Wiesbaden, Germany

Geleitwort

Der Studiengang Logopädie an der Medizinischen Fakultät der Friedrich-Alexander-Universität Erlangen-Nürnberg wurde nach der Modellklausel im Jahr 2011 eingerichtet. Diese Modellklausel wurde vom Deutschen Bundestag im Jahr 2009 eingeführt und hat zum Ziel, die Akademisierung der Gesundheitsfachberufe in Deutschland voran zu treiben. Im Zuge der Umwandlung der Berufsfachschule für Logopädie in Erlangen in diesen Studiengang hat sich Frau Barth akademisiert und einen Masterabschluss absolviert.

Sie hat sich in ihrer sehr gut recherchierten und methodisch einwandfreien Arbeit mit einem Thema beschäftigt, welches in den Gesundheitsberufen eine große Rolle spielt – mit der Kompetenzentwicklung und Kompetenzmessung und speziell mit der Selbstreflexion der Studierenden.

Sie zeigt auf, dass der Ermöglichungsrahmen von Kompetenzentwicklung und Kompetenzmessung einen hohen zeitlichen, räumlichen und personellen Aufwand benötigt, um zu entstehen, und macht diese Notwendigkeit, die über die Wissensgenerierung weit hinausgeht, deutlich. Gut arbeitet sie auch heraus, dass Selbstreflexion Übung bedarf und entwickelt aus ihrer jahrelangen Erfahrung als Lehrende in Theorie und Praxis ein Konzept, das den Studierenden in ihrer Rollenfindung und Reflexionsfähigkeit helfen soll.

Frau Barth beschäftigt sich in ihrer Arbeit daher mit den folgenden Fragestellungen:

- Welchen Stellenwert hat das reflektierende Gespräch für die Kompetenzentwicklung?

- Welche Struktur sollte das reflektierende Gespräch haben, um Kompetenzentwicklung zu ermöglichen?

- Welche Kompetenzen sollten während des Studiums im Hinblick auf die Anforderungen des Berufs als Logopädin besonders fokussiert werden?

- Wie könnte die Vorbereitung auf das reflektierende Gespräch (z.B. durch einen Reflexionsbogen) aussehen?

- Wie kann überprüft werden, ob durch das reflektierende Gespräch Kompetenzentwicklung ermöglicht wird?

Frau Barth gelingt es in ihrer Arbeit, diese Fragestellungen sehr umfassend und äußerst wissenschaftlich fundiert zu beantworten. Es ist ein Reflexionsbogen entstanden und dieser wird im Studiengang Logopädie zum Einsatz kommen und weiter evaluiert werden. Somit hat diese Masterarbeit einen direkten Nutzen für den Studiengang Logopädie.

Vielen Dank dafür!

Sabine Degenkolb-Weyers

Studiengang Logopädie an der FAU Erlangen
in Kooperation mit BFS Logopädie
Waldstr. 14
91056 Erlangen

e-mail: Sabine.Degenkolb-Weyers@uk-erlangen.de
http://www.bfs-logopaedie.uni-erlangen.de/

Inhaltsverzeichnis

Abbildungsverzeichnis

Abbildungsverzeichnis

1 Einleitung

Durch das schnelle Anwachsen von Wissen in nahezu allen Fachbereichen wird es zunehmend schwierig, aktuelle Entwicklungen zu integrieren. Die Bereitschaft zum lebenslangen Lernen wird als eine Maßnahme verstanden, mit diesem Umstand angemessen umzugehen. Um die Idee des lebenslangen Lernens adäquat umsetzen zu können, benötigen Arbeitskräfte die Fähigkeit zum selbstorganisiertem Umgang mit Wissen. Sie müssen in der Lage sein, in ergebnisoffenen Situationen kreativ und eigenständig zu handeln, also kompetent zu agieren. Kompetenzen zu entwickeln statt Wissen anzusammeln, ist der Rat der Erwachsenenbildung schon seit vielen Jahren. Wie können sich Kompetenzen entwickeln? Welche Rolle spielt dabei, das eigene Tun und Empfinden reflektieren zu können? Am Studiengang Logopädie der Friedrich-Alexander-Universität Erlangen-Nürnberg erfahren die Studierenden eine theoretische und praktische Ausbildung. Die praktische Ausbildung sieht vor, dass die Studierenden Patienten behandeln und diese Behandlung nach jeder Therapieeinheit in einer Nachbesprechung reflektieren. Ebenso ist ein Studierendengespräch am Ende eines Therapiezyklus vorgesehen, wenn ein Fachgebiet (z.B. Kindersprache) abgeschlossen ist. Zudem reflektieren die Studierenden fächerübergreifend im Kompetenzentwicklungsgespräch (KEG) einmal jährlich die persönliche Entwicklung. In diesem Gespräch reflektieren die Studierenden im Rückblick auf das vergangene Jahr ihre Lernbewegung durch die theoretischen und praktischen Lehrangebote. Das reflektierende Gespräch hat also während des Studiums einen hohen Stellenwert. Die erste Abbildung veranschaulicht die unterschiedlichen Gesprächssituationen am Studiengang Logopädie, um das Kompetenzentwicklungsgespräch von der Nachbesprechung nach einer Therapieeinheit und dem Studierendengespräch nach einem Therapiezyklus abzugrenzen (vgl. Abb. 1).

In dieser Masterarbeit für den Fernstudiengang Erwachsenenbildung der TU Kaiserslautern möchte die Autorin die Möglichkeiten zur Kompetenzentwicklung durch das reflektierende Gespräch hinterfragen und dabei das jährlich stattfindende Kompetenzentwicklungsgespräch fokussieren.

Folgende Fragestellungen werden untersucht:

- Welchen Stellenwert hat das reflektierende Gespräch für die Kompetenzentwicklung?

- Welche Struktur sollte das reflektierende Gespräch haben, um Kompetenzentwicklung zu ermöglichen?

- Welche Kompetenzen sollten während des Studiums im Hinblick auf die Anforderungen des Berufs als Logopädin besonders fokussiert werden?

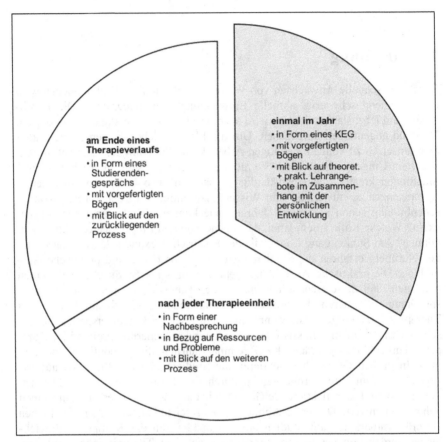

Abbildung 1: Zeitpunkt, Form und Inhalt von Gesprächen während des Studiums (eigene Darstellung)

■ Wie könnte die Vorbereitung auf das reflektierende Gespräch (z.B. durch einen Reflexionsbogen) aussehen?

■ Wie kann überprüft werden, ob durch das reflektierende Gespräch Kompetenzentwicklung ermöglicht wird?

Um diese Fragen zu beantworten, wird in Kapitel 2 die veränderte Lehr-Lernkultur dargestellt, der Kompetenzbegriff aus verschiedenen Perspektiven betrachtet, Überlegungen zur Ermöglichungsdidaktik angestellt, die Entwicklung von Wissen zu Kompetenz untersucht und die Notwendigkeit einer berufsbezogenen Kompetenzentwicklung begründet. In Kapitel 3 wird der Begriff und die

Fähigkeit zur Selbstreflexion beschrieben und in einen Zusammenhang mit der Kompetenzentwicklung gebracht. Kapitel 4 beschäftigt sich mit dem Begriff der Kommunikation, der Funktion und Struktur von reflektierenden Gesprächen in Hinblick auf die Kompetenzentwicklung. Die Umsetzung kommunikativer Prozesse durch Gespräche am Studiengang Logopädie wird ebenso aufgezeigt wie aktivierende Gesprächsführungstechniken. Zudem werden zwei Möglichkeiten vorgestellt, reflektierende Gespräche durch vorgegebene Fragen vorzubereiten. Fragestellungen für einen positiven Gesprächsverlauf werden herausgearbeitet. Auf Basis vorausgegangener Erkenntnisse wird ein Vorschlag für einen Reflexionsbogen für die jährlichen Kompetenzentwicklungsgespräche vorgestellt. In Kapitel 5 wird die Messbarkeit von Kompetenzentwicklung allgemein und die Kompetenzentwicklung durch das reflektierende Gespräch im Besonderen hinterfragt. Mit der Beantwortung der aufgeworfenen Fragen in Kapitel 6 und einem Fazit in Kapitel 7 endet diese Arbeit.

Diese Arbeit ist als Theorie-Praxis-Transfer konzipiert. Beobachtungen aus der Zusammenarbeit mit Studierenden haben den Impuls für dieses Thema gegeben. Bisher wird für die Jahresgespräche ein empirisch solider Fragebogen (BEvaKomp) eingesetzt, den die Studierenden aber häufig als wenig brauchbar beurteilen. Er ist sehr umfangreich und auf eine einzelne Veranstaltung zugeschnitten. In dieser Arbeit soll der Frage nachgegangen werden, welchen Zweck diese Gespräche haben im Hinblick auf die Kompetenzentwicklung. Im Entwickeln dieser Arbeit ist zudem ein Vorschlag für einen (bisher nicht empirisch untersuchten) Reflexionsbogen entstanden, der versucht, einzelne Aspekte dieser Arbeit aufzunehmen. Der Bogen soll ab Frühjahr 2018 eingesetzt werden und stellt damit den Praxistransfer dar.

Für die Literaturrecherche der theoretischen Hintergründe wurde zunächst das Literaturverzeichnis der Studienbriefe 810 „Kompetenzen erkennen und finden" und 820 „Kompetenzentwicklung ermöglichen" von Erpenbeck und Sauter (2010) im Bereich der einführenden Literatur studiert und die Inhaltsverzeichnisse im Online-Pool der Universitätsbibliothek (UB) überprüft. Über die Suchfunktion der UB wurde nach weiteren Titeln mit folgenden Schlagworten gesucht: „Kompetenzentwicklung", „Ermöglichungsdidaktik", „Konstruktivistische Didaktik", „Kompetenzmessung", „Kommunikation", „Gesprächsführung", „Beratung", „Selbstreflexion". Hier wurde nach Veröffentlichungen der letzten 10 Jahre gesucht, Inhaltsverzeichnisse studiert und danach Bücher entliehen. Über die Online-Funktion der UB wurden aufgrund der Such- und Ausleihkriterien weitere Werke angeboten, die thematisch passend waren. Über die Literaturangaben der einbezogenen Werke wurden weitere thematisch passende Werke herangezogen. Es wurde gezielt nach Veröffentlichungen von Rolf Arnold, Werner Sauter, Horst Siebert, Volker Heyse und John Erpenbeck gesucht und die ausgewählt, die das Thema oder Aspekte des Themas aufgegriffen haben. Im

Online-Archiv der DIE Zeitschrift für Erwachsenenbildung wurde ebenfalls nach oben genannten Schlagwörtern in Veröffentlichungen der letzten 5 Jahre gesucht, es wurden jedoch keine verwertbaren Treffer generiert.

In dieser Arbeit wird häufig die weibliche Form (z.B. Logopädin, Lehrlogopädin) verwendet, weil derzeit 57 Frauen und 2 Männer das Studium absolvieren. Im Team der Lehrlogopäden arbeiten 7 Frauen und 1 Mann. Die Logopädie ist ein Beruf, den vor allem Frauen ausüben. Grundsätzlich sind aber auch Männer eingeschlossen, wenn aus Vereinfachungsgründen die weibliche Form verwendet wird.

2 Überlegungen zur Kompetenzentwicklung

In diesem Kapitel soll zunächst Frage 3 bearbeitet werden: Welche Kompetenzen sollten bereits während des Studiums fokussiert werden, um den Anforderungen des Berufsfeldes Logopädie gerecht zu werden? Zunächst soll dargestellt werden, warum Wissenserwerb allein nicht ausreicht, um gegen berufliche und gesellschaftliche Herausforderungen zu bestehen. Herausforderungen müssen selbstverantwortlich und kreativ – also kompetent – gemeistert werden. Der Kompetenzbegriff, der teilweise uneinheitlich verwendet wird, wird untersucht. Es soll eine passende Kompetenzbegrifflichkeit gefunden werden, die die Bedarfe der Studierenden am Studiengang und die der tätigen Logopädinnen abbildet. Es geht also um eine Art Schnittmenge in der Kompetenzbeschreibung. Im nächsten Schritt soll untersucht werden, wie sich Kompetenzen entwickeln können. Da die Kompetenzentwicklung ein individueller Vorgang ist, muss die Orientierung am Einzelfall erfolgen. Dafür eignen sich erzeugungsdidaktische Settings nicht, die erwarten, dass Lernende angebotenes Wissen unverändert und vollständig aufnehmen. Die Orientierung am Individuum kann jedoch in ermöglichungsdidaktischen Settings gelingen. Es wird herausgearbeitet, was man unter Ermöglichungsdidaktik versteht, warum und wie ermöglichungsdidaktische Lern-Arrangements die Kompetenzentwicklung unterstützen. Ausgehend vom Titel des Buches „Wissen ist keine Kompetenz" (Arnold und Erpenbeck 2016) muss hinterfragt werden, wie Wissen und Kompetenz zusammenhängen. Dazu werden weitere Einflussfaktoren wie Fähigkeiten, Fertigkeiten, Qualifikationen, Motivation, Emotion und Werte betrachtet. Ebenso wird überlegt, wie Lernende sich mit vorhandenem Wissen auseinandersetzen sollten, um kompetent zu werden. Das Ende des 2. Kapitels nimmt noch einmal die Frage auf, warum bereits im Studium die Kompetenzentwicklung an der beruflichen Tätigkeit ausgerichtet sein sollte. Dabei soll deutlich werden, dass diese Handlungsorientierung die Kompetenzentwicklung unterstützen kann. Es werden mit dem Clinical Reasoning und der Evidenzbasierten Praxis zwei Bereiche herausgearbeitet, die für alle logopädischen Fachbereiche relevant sind und die deshalb im Studium und in der beruflichen Praxis fortwährend fokussiert werden sollten.

2.1 Veränderte Lehr-Lernkultur

Mit dem Bologna-Prozess wurde ein ehrgeiziges Ziel transportiert: Europa soll der erfolgreichste Wirtschaftraum der Welt werden. Um das Ziel zu erreichen, Europa von einer Industrie- zu einer Wissensgesellschaft zu entwickeln, wurden

Studiengänge neu strukturiert: Studiengänge wurden vergleichbar und Leistungen anrechenbar konzipiert, Qualitätssicherung vorangetrieben und den Herausforderungen einer globalisierten Wirtschaft begegnet durch Berücksichtigung der Parameter „lifelong learning", „employability" und „mobility" (vgl. Bachmann 2011: 12).

Die Fülle an zugänglichen Informationen führt dazu, dass der Stoffdruck sich noch erhöht. Um die Masse an Inhalten zu bewältigen, wird oberflächlich gelernt, Gelerntes nicht verinnerlicht, nicht vernetzt und nicht hinreichend angewendet. Durch die Modularisierung als Folge des Bologna-Prozesses ist die Arbeitsbelastung der Studierenden gestiegen (vgl. Bachmann 2011: 17–18):

> „Die Zukunft ist nicht mehr das, was sie einmal war. Sie ist mit Fertigkeiten, Informationswissen und Qualifikationen, mit Beschulungen und Qualifizierungen auch im Dutzend nicht mehr zu bewältigen. Kompetenzen sind gefragt" (Erpenbeck und Sauter 2016: 30).

Diese Entwicklung hat Folgen für Studierende und Lehrende: Die Gesellschaft stellt bestimmte Anforderungen an die Studierenden, die davon abgeleitete Lernziele erreichen sollen. Die Lehre muss dementsprechend so gestaltet sein, dass die Lernziele von den Studierenden erreicht werden können: „Vereinfacht ausgedrückt, müssen Studierende befähigt werden, das Leben in einer modernen Gesellschaft zu bewältigen und am gesellschaftlichen Fortschritt mitzuwirken" (Bachmann 2011: 13). Die zunehmende Komplexität (z.B. durch die Flut an zugänglichen Informationen, Globalisierung, Forderung nach Nachhaltigkeit, Wettbewerbsfähigkeit) hat Konsequenzen für das Bildungssystem: Neben einem Basis- bzw. Orientierungswissen sollen Studierende befähigt werden, sich Wissen zu erschließen und zu strukturieren und damit den Umgang mit der Verwaltung ihres Wissens in Bezug auf die beruflichen Anforderungen zu erlernen. Für die Lehre bedeutet das eine Stoffreduzierung und eine Hinwendung zu den Kompetenzen, die Studierende in Hinblick auf spätere berufliche Herausforderungen entwickeln bzw. fokussieren sollten (vgl. Bachmann 2011: 13–14).

Es wurde dargestellt, warum es die Entwicklung zu einer neuen Lehr-Lern-Kultur gibt, die sich in der Auseinandersetzung mit dem Kompetenzbegriff widerspiegelt. Im nächsten Kapitel wird der Kompetenzbegriff näher beschrieben.

2.2 Der Kompetenzbegriff

Was versteht man unter Kompetenzen?

„Kompetenzen charakterisieren die Fähigkeiten von Menschen, sich in offenen und unüberschaubaren, komplexen und dynamischen Situationen selbstorganisiert zurechtzufinden" (Heyse und Erpenbeck 2004a: XIII). Kompetent zu sein meint damit, selbstorganisiert denken und handeln zu können. Heyse und Erpenbeck stellen Grund- oder Basiskompetenzen in Hinblick auf die Erwachsenenbildung folgendermaßen dar:

■ **Personale Kompetenzen**: Sie ermöglichen, das eigene Handeln zu reflektieren und eigene Haltungen und Ideale zu entwickeln (z.b. mutig oder kreativ zu sein, Selbstvertrauen zu haben).

■ **Aktivitätsbezogene Kompetenzen**: Sie ermöglichen, Entschlüsse zu fassen und umzusetzen unter dem Einfluss von Wissen und der Integration von Wertvorstellungen (abhängig von z.b. Tatkraft, Initiative und Beharrlichkeit).

■ **Fach- und Methodenkompetenzen**: Sie ermöglichen, die Anwendung von fachlichem und methodischem Wissen, gestützt auf Erfahrungen und Expertise (z.b. gestützt auf Fachwissen, analytischen Fähigkeiten, Organisationsfähigkeit).

■ **Sozial-kommunikative Kompetenzen**: Sie ermöglichen die Interaktion mit anderen Menschen in Hinblick auf Kooperation und Kommunikation (z.b. durch Überzeugungskraft, Offenheit oder Kompromissbereitschaft)

(vgl. Heyse und Erpenbeck 2004b: XIII–XIV).

Die Nomenklatur des Kompetenzbegriffs zeigt eine große Varianz. Je nach Perspektive und Fachgebiet fallen die Begrifflichkeiten etwas unterschiedlich aus. Bei Bachmann (2011) werden Kompetenzen mit Blick auf Studierende wie folgt differenziert: Neben der Fachkompetenz, die weiterhin an den Hochschulen vermittelt wird, benötigen die Studierenden weitere Kompetenzen, um neues Wissen strukturieren und anwenden zu können: Studierenden müssen zu Managern ihres Wissens ausgebildet werden. Sie benötigen Strategien, um Probleme analysieren und lösen zu können. Das erfordert Methodenkompetenz. Zudem benötigen Studierende Kenntnisse darüber, wie in der Interaktion mit anderen situationsabhängig adäquat zu handeln ist. Hierfür müssen Studierende Sozialkompetenzen entwickeln und reflektieren. Zuletzt sollten sich Studierende über eigene Haltungen klar werden in Bezug auf sich, Mitmenschen und den Beruf. Diese Fähigkeit zählt zu den Selbstkompetenzen (vgl. Bachmann 2011: 20–21).

Der Aspekt der aktivitätsbezogenen Kompetenzen fehlt bei Bachmann. Allerdings entsteht die Möglichkeit, tätig zu sein aufgrund personaler und fachlicher Kompetenzen. Die Möglichkeit, aktiv sein zu können, ist folglich eine Forderung an die Lehre: Erfolgreiches Lernen kann dann stattfinden, wenn Lernen an verfügbares Vorwissen anknüpft. Dabei soll Wissen weitgehend selbständig und aktiv in Handlungskontexten erworben werden. Besonders effektiv ist dafür das Lernen an einem Fall oder Problem (vgl. Bachmann 2011: 14–15).

An dieser Stelle soll eine weitere Perspektive fokussiert werden: Die Kompetenzentwicklung aus Sicht der Studierenden. Braun (2008) macht in ihrer Arbeit den Vorschlag, Lehrveranstaltungsevaluationen nicht nur an der Darbietung von Fachwissen und damit am Lehrenden auszurichten, sondern auch am Lernprozess und damit an den Studierenden:

> „Es ist Aufgabe der Lehrenden, sich darüber Gedanken zu machen, wie sie die Förderung von fachlichen und überfachlichen Kompetenzen erreichen können. Auf Seiten der Studierenden interessiert eine Kompetenzerweiterung als **Ergebnis** des Lernprozesses. Kompetenzen werden im Handlungsvollzug erworben und durch soziale Interaktion erweitert. Daher wird durch die Erhebung des Kompetenzerwerbs der Lernprozess selbst evaluiert" (Braun 2008: 21) [Hervorhebung im Original].

Braun (2008) macht den Vorschlag, die Studierenden zur Reflexion folgender Kompetenzbereiche einzuladen:

■ **Fachkompetenz:** Hierunter fällt nach Braun in Anlehnung an die Taxonomie nach Bloom (1956) der Erwerb von Wissen, das Verstehen von Zusammenhängen, die Anwendung und Analyse neuer Inhalte (vgl. Braun 2008: 56). ˙

■ **Methodenkompetenz:** Allgemein könnte man hier von der Fähigkeit der Studierenden sprechen, Arbeitsschritte sinnvoll planen und nötige Arbeitstechniken anwenden zu können (vgl. Braun 2008: 57).

■ **Präsentationskompetenz:** Braun ordnet diesen Punkt der Methodenkompetenz zu, stellt ihn aber gesondert auf. Hier wird nach dem Kompetenzerwerb beispielsweise durch das Halten eines Referates gefragt (vgl. Braun 2008: 57).

■ Sozialkompetenz unterteilt Braun in Fragen zur **Kommunikationskompetenz** hinsichtlich geleisteter Wortbeiträge und zur **Kooperationsfähigkeit,** wenn Studierende in Gruppen miteinander arbeiten (vgl. Braun 2008: 81-82).

■ **Personalkompetenz** beschreibt Braun als „die Bereitschaft, sich mit den Lerninhalten auseinanderzusetzen und Interesse für das Studium zu entfalten" (Braun 2008: 59-60).

Eine andere Perspektive entsteht, wenn man zukünftige Anforderungen eines Berufs reflektiert. Brall (2010) macht in diesem Zusammenhang deutlich, dass die berufliche Handlungskompetenz, die als weiterentwickelte aktivitätsbezogene Kompetenz betrachtet werden könnte, ihr Spektrum aus allen anderen Kompetenzbereichen generiert (s. Abb. 2).

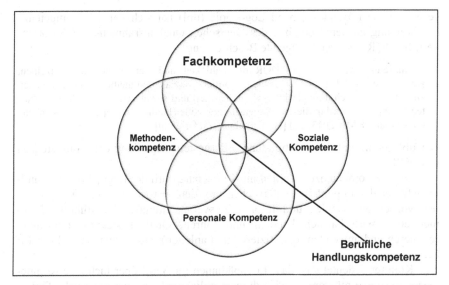

Abbildung 2: Modell der beruflichen Handlungskompetenz (Schaper & Sonntag 1992, zit. nach Brall 2010: 29)

In Hinblick auf den späteren beruflichen Kontext als Logopädin erscheint es sinnvoll, Kompetenzen zu fokussieren, die für die therapeutische Tätigkeit wichtig sein werden:

> „Der Bildungsbereich muss ein Spiegelbild der Lebens- und Arbeitswelt werden. Wenn die Lerner auf ihre zukünftigen Herausforderungen vorbereitet werden sollen, dann müssen Lernformen, Kommunikationsmöglichkeiten und Medien dem aktuellen Umfeld entsprechen, im besten Fall sogar die Zukunft in diesem Bereich vorwegnehmen" (Erpenbeck und Sauter 2016: 100).

In der Beschreibung von Kompetenzen, die für den Beruf der Logopädin relevant sind, werden andere Begrifflichkeiten zur Beschreibung des Berufsbildes

Fachkompetenz		Personale Kompetenz	
Fachwissen	Fertigkeiten	Sozialkompetenz	Selbständigkeit
Tiefe und Breite	Instrumentale und systemische Fertigkeiten, Beurteilungsfähigkeiten	Teamfähigkeit Führungsfähigkeit, Mitgestaltung und Kommunikation	Eigenständigkeit/ Verantwortung, Reflexivität und Lernkompetenz

Abbildung 3: Teilkompetenzen im DQR (dbl 2014: 7)

verwendet. Der Bundesverband Logopädie (dbl) hat sich bei der Kompetenzbeschreibung an den Vorgaben des Deutschen Qualitätsrahmens (DQR) orientiert: Im DQR findet sich folgende Beschreibung:

„**Kompetenz** bezeichnet im DQR die Fähigkeit und Bereitschaft des Einzelnen, Kenntnisse und > Fertigkeiten sowie persönliche, soziale und methodische Fähigkeiten zu nutzen und sich durchdacht sowie individuell und sozial verantwortlich zu verhalten. Kompetenz wird in diesem Sinn als umfassende Handlungskompetenz verstanden" (BMBF und KMK 2013: 45) [Hervorhebung im Original].

Der dbl übernimmt die in Abbildung 3 dargestellt Einteilung der Kompetenzen des DQR.

Diesen Kompetenzen werden im Kompetenzprofil der Logopädie die Handlungsfelder der Logopädie (untersuchen und diagnostizieren, therapieren, beraten, vorbeugen, schulen und Informationsveranstaltungen durchführen, dokumentieren, wirtschaftlich handeln und führen, Qualität sichern, Forschung rezipieren und anwenden, qualifizieren und anleiten) zugeordnet (vgl. dbl 2014: 8).

Konkret bedeutet das, dass Logopädinnen im Beruf über fachliche Kompetenzen verfügen müssen, die sich durch fachliches Wissen und fachliche Fertigkeiten bzgl. theoretischer und wissenschaftlicher Grundlagen zu Sprach-, Sprech-, Stimm-, Schluck- und Hörstörungen (Fachwissen), deren Beurteilung und Behandlung (Fertigkeiten) ausdrücken. Im Bereich der personalen Kompetenzen sollen Logopädinnen Patienten und Angehörige angemessen beraten, anleiten und im interdisziplinären Team kooperieren (Sozialkompetenz). Zudem sollen sie Therapieprozesse selbstgesteuert planen, durchführen und reflektieren (Selbständigkeit) (vgl. dbl 2014: 18-23).

Es wurde dargestellt, dass unterschiedliche Perspektiven Varianten in der Nomenklatur des Kompetenzbegriffs nach sich ziehen. Zu einem späteren Zeitpunkt soll durch den Reflexionsbogen versucht werden, eine Schnittmenge aus der Perspektive der Studierenden der Logopädie und den Anforderungen an das Berufsfeld Logopädie in Hinblick auf die Kompetenzentwicklung zu erstellen. Dabei soll der Vorschlag zur Kompetenzbeschreibung in Anlehnung an Brall (2010) aufgegriffen werden, um die berufliche Handlungskompetenzentwicklung aufnehmen zu können. Die Nomenklatur des dbl orientiert sich zu wenig an gängigen Beschreibungen der unterschiedlichen Kompetenzbereiche und wird deshalb nicht aufgenommen. Bevor vertieft über den Einsatz des Reflexionsbogens nachgedacht wird, soll zunächst der Frage nachgegangen werden, in welchem didaktischen Setting sich Kompetenzen entwickeln können.

2.3 Kompetenzen erzeugen oder Kompetenzentwicklung ermöglichen?

Die mechanistische Idee, dass jeder Input, der vom Lehrenden angeboten wird, vom Lernenden aufgenommen und zum vorhandenen Wissen hinzugefügt wird, gilt als überholt. Durch die zunehmende Komplexität der globalisierten Arbeitswelt entstehen neue Anforderungen an die Arbeitskräfte von morgen:

> „Wie bereiten wir Schüler und Studenten auf Jobs vor, die gegenwärtig noch gar nicht existieren, auf die Nutzung von Technologien, die noch gar nicht entwickelt sind, um Probleme zu lösen, von denen wir heute noch gar nicht wissen, dass sie entstehen werden?" (Erpenbeck und Sauter 2016: 4)

Die Forderung nach Veränderungen im Lehren und Lernen ergibt sich notwendigerweise aus dieser Neuorientierung am Ungewissen. Mit der Zuwendung zu einer neuen Lehr- und Lernkultur rückt das lernende Individuum in den Fokus. Es ist die Überzeugung gereift, dass jeder Lernende auf seine Weise mit neuem Wissen umgeht, neues Wissen individuell an vorhandenes Wissen anknüpft und in der Auseinandersetzung integriert (vgl. Arnold und Gómez Tutor 2007: 61).

Es gelingt nicht, durch genaue Bestimmung von Lernzielen und durch detaillierte Lernpläne daraus resultierende Lernerfolge zu generieren. Erwachsene Lernende (und das sind Studierende) sind nicht belehrbar. Sie werden inzwischen als relativ geschlossene Systeme verstanden, die nicht zur Wissensaufnahme gezwungen werden können. Da Lernende unterschiedlich mit angebotenem Wissen umgehen, entsteht bei gleichem Angebot ein unterschiedlicher Outcome, es existiert keine Linearität und kein kausaler Zusammenhang (vgl. Schüßler und Arnold 2003: 1–2).

Weil nicht planbar ist, wo ein Lernender anknüpft, wie er Informationen wahrnimmt, verarbeitet und speichert, hat sich der Fokus verändert von der Lehre hin zum Lernen. Dabei steht der Studierende, nicht der Dozent, im Fokus. Die Lehre wird also aus der Perspektive des Lernens heraus neu überdacht:

> „Von den Studierenden wird Autonomie, Selbstorganisation und -steuerung, aber auch Verantwortung für ihren Lernprozess erwartet, so dass die Lehrenden nicht nur Kompetenzen zur Instruktion, sondern auch zur Unterstützung von Selbststeuerungsprozessen sowie zur Beratung und Begleitung von Lernprozessen benötigen" (Schneider et al. 2009: 5).

Lehre muss deshalb Möglichkeiten schaffen, handlungsbezogen lernen zu können. Lernende sollen Probleme lösen, aktiv sein und Erfahrungen machen können. So könnte nachhaltiges Lernen stattfinden, denn der Lernende verknüpft auf diese Weise selbstorganisiert eigenes mit neuem Wissen. (vgl. Erpenbeck und Sauter 2016: 98).

Barth und Thumser-Dauth (2006) ergänzen an dieser Stelle, dass die Möglichkeit zur Kompetenzentwicklung auch von der Form der Veranstaltung abhängt. So nehmen sie an, dass die Vorlesung vor allem inhaltliches Wissen anbieten kann, während im Seminar oder Praktikum vertiefende Kompetenzen wie Wissen anzuwenden, Probleme zu lösen oder Handlungen kritisch zu beurteilen, fokussiert werden können (vgl. Barth und Thumser-Dauth 2006: 4).

Es wird deutlich, dass es an der Hochschule nicht mehr um reine Wissensvermittlung in Vorlesung und Seminar gehen kann, weil dadurch selbstgesteuertes, selbstorganisiertes und selbstmotiviertes Lernen eher verhindert wird. Günstig sind Szenarien, in denen Lernende anwendungsbezogen lernen und somit Kompetenzen entwickeln können. Die Ermöglichung von Kompetenzentwicklung ist somit das Ziel (vgl. Erpenbeck und Sauter 2016: 108). Damit muss gleichzeitig der Anspruch aufgegeben werden, Lernprozesse könnten im Sinne der Erzeugungsdidaktik direkt beeinflusst werden. Vielmehr wird Lehrenden empfohlen „den Lernenden alles an die Hand zu geben, damit sie ihre Lernprozesse problemorientiert und selbstorganisiert gestalten können" (Erpenbeck et al. 2016: 1). Dies entspricht den Forderungen der Ermöglichungsdidaktik.

Es wurde festgestellt, dass es notwendig ist, den Zugang zu Lernen und Lehren zu verändern. Die Hinwendung weg von einer Wissensvermittlung hin zur Kompetenzentwicklung wurde dargestellt. Es wurde erläutert, dass Kompetenzentwicklung nicht erzeugt, sondern lediglich ermöglicht werden kann. Das nächste Kapitel beschäftigt sich mit der Frage, wie solche Szenarien der Ermöglichungsdidaktik aussehen könnten.

2.4 Ermöglichungsdidaktische Szenarien zur Kompetenzentwicklung am Studiengang Logopädie

Obwohl die Überlegungen zur Ermöglichungsdidaktik und zur Kompetenzentwicklung nun schon viele Jahre alt sind, gestaltet sich die notwendige Umgestaltung der Hochschule schwierig. Oftmals sind Kompetenzen in Curriculae formuliert und dennoch wird ausschließlich Wissen in Vorlesungen oder Seminaren vermittelt und durch schriftliche Prüfungen getestet. Standardisierung steht über individueller Selbstorganisation (vgl. Erpenbeck und Sauter 2016: 126). Die Hochschulen haben die Veränderungsanforderungen durchaus erkannt: Individuelles Lernen benötigt mehr Personal. Erpenbeck und Sauter kritisieren allerdings, dass in den letzten Jahren vor allem in der Verwaltung Stellen geschaffen wurden und nicht in der Lehre (vgl. Erpenbeck und Sauter 2016: 128).

Nach ihrer Meinung wird Kompetenzentwicklung ermöglicht, wenn

▪ Präsenzlehre zur Klärung offener Fragen und zur Diskussion genutzt wird (und nicht ausschließlich zur Wissensvermittlung)

▪ die Studierenden zu selbstorganisierten, aktiven Suchbewegungen animiert werden, weil sie sich selbst mit einer Frage, einem Problem oder einem Fall auseinandersetzen

▪ Lehrende als Lernberater die Lernprozesse der Studierenden begleiten

▪ forschendes Lernen ermöglicht wird, um das Hinterfragen zu lernen

▪ kollaboratives Lernen in Gruppen oder die Auseinandersetzung mit Kommilitonen beispielsweise im Netz angeboten wird

▪ Lernen praxis- oder projektbezogen stattfindet

▪ Blended-Learning-Konzepte (Präsenzveranstaltungen kombiniert mit E-Learning-Angeboten) zum Einsatz kommen (vgl. Erpenbeck und Sauter 2016: 128–130).

Am Studiengang Logopädie behandeln die Studierenden ab dem 2. Semester Patienten am Institut und erfahren so die praktische Ausbildung zur Logopädin. Im Semester vor der Praxisausbildung wird der fachliche Hintergrund zu den einzelnen Störungsbildern (Kindersprache, Stimme, Neurologie, Stottern, myofunktionelle Störungen) zur Verfügung gestellt. Dadurch findet ein stark problembezogenes Lernen statt, weil die Studierenden erworbenes Wissen auf „ihren" Patienten übertragen müssen. Jede Studierende führt pro Fachgebiet 10-20 Therapieeinheiten zusammen mit einer Co-Therapeutin im Tandem an einem realen Patienten durch. Jede Behandlungseinheit wird schriftlich geplant (8-10 Seiten), durchgeführt (45 min), von Lehrlogopädinnen supervidiert und gemeinsam nachbesprochen (45 min). Dabei legt die Studierende den Schwerpunkt der Besprechung im Verlauf des Semesters zunehmend selbst fest. Der Fokus verschiebt sich im 2. Praxissemester (= 3. Ausbildungssemester) in der Ausbildungssupervision von der fachlichen Kompetenz (Wurden die geplanten Stundenziele erreicht?) hin zur Sozialkompetenz (Welcher Art war das Feedback auf Äußerungen des Kindes?). Die Studierenden müssen pro Fachbereich praxisorientierte Prüfungen ablegen: Diagnostikdaten eines fiktiven Falls müssen ausgewertet und ein Therapieeinstieg geplant werden. Zudem wird eine Therapieeinheit mit dem realen Patienten benotet (schriftliche Vorbereitung, Durchführung der Stunde, Reflexion fachlicher und persönlicher Ziele in der Nachbesprechung). Reflektierende Gespräche finden nach jeder praktischen Einheit, nach Abschluss eines Therapieprozesses und fächerübergreifend einmal jährlich statt.

Aus Sicht der Autorin wird am Studiengang Logopädie durch die dichte Verbindung von Theorie und Praxis bereits zu einem hohen Anteil ermöglichungsdidaktisch gearbeitet und somit Kompetenzentwicklung in Anlehnung an die Überlegungen von Erpenbeck und Sauter (2016) unterstützt. Die Studierenden werden in der therapeutischen Arbeit darin befähigt, theoretische Inhalte auf die praktische Arbeit mit Patienten zu übertragen. Dabei wird an den jeweiligen Wissensstand der Studierenden angeknüpft. Durch die schriftliche Vorbereitung der Therapieeinheiten kann jede Studierende individuell unterstützt werden, ebenso durch die Nachbesprechungen nach einer Therapieeinheit. Dabei gibt in der Regel nicht die Lehrlogopädin, sondern die Studierende die Planung der Therapieeinheit und die Themen der Nachbesprechung vor. Die Arbeit in Zweierteams ermöglicht zudem kollaboratives Lernen.

Ermöglichungsdidaktische Grundannahmen und die Umsetzung am Studiengang Logopädie wurden vorgestellt. Das Ziel ermöglichungsdidaktischer Bemühungen ist die Kompetenzentwicklung. Es wurde herausgearbeitet, dass am Studiengang Logopädie bereits ermöglichungsdidaktisch gearbeitet wird. Da im Studium viel Fachwissen vermittelt wird, soll nun dargestellt werden, wie aus Wissen Kompetenz entstehen kann.

2.5 Vom Wissen zur Kompetenz

Wie wird aus Wissen Kompetenz? Zunächst werden weitere Begriffe geklärt:

Der Begriff „Fähigkeit" ist wissenschaftlich ein ungenauer Begriff, auch wenn er in der Beschreibung von Kompetenzen stets gebraucht wird: „Kompetenzen können immer auch als Fähigkeiten gesehen werden, aber viele Fähigkeiten sind keine Kompetenzen" (Erpenbeck und Rosenstiel 2007: XXXV). Man unterscheidet

■ bereichsspezifische Fähigkeiten, wie sportliche, sprachliche, mathematische oder künstlerische Fähigkeiten im Sinne einer Begabung und

■ berufsspezifische Fähigkeiten, wie technische oder handwerkliche Fähigkeiten im Sinne einer Anforderungsorientierung (vgl. ebd.).

„Fertigkeiten" sind automatisierte Handlungsprozesse mit geringer Bewusstseinskontrolle. Fertigkeiten sind handlungszentriert. Lesen, Schreiben, Rechnen, Klavierspielen, Fußballspielen sind typische Fertigkeiten. Fertigkeiten entstehen nicht nur durch Begabung, sondern vor allem durch Übung. Basisfertigkeiten

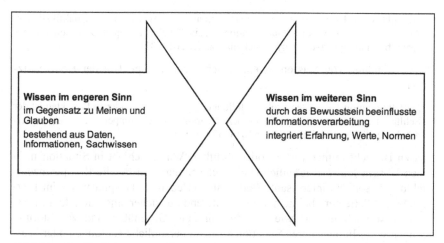

Abbildung 4: Zwei Arten von Wissen (vgl. Erpenbeck und Sauter 2013: 29)

wie Lesen oder Schreiben sind Voraussetzung für den Kompetenzerwerb, es sind aber keine eigentlichen Kompetenzen (vgl. ebd.). An dieser Stelle wird der teilweise widersprüchliche Umgang mit den Begrifflichkeiten deutlich: Der dbl spricht von Fachfertigkeiten (Instrumentale und systemische Fertigkeiten, Beurteilungsfähigkeiten) und meint damit die praxisorientierte Fachkompetenz.

„Qualifikationen" sind notwendige Kenntnisse, Fähigkeiten und Fertigkeiten, um einen bestimmten Beruf ausüben zu können. Qualifikationen sind handlungszentriert, meist konkret für ein berufliches Handlungsfeld beschrieben und deshalb überprüfbar (vgl. ebd.).

„Folgt man der internationalen Kompetenzforschung, so ist unstrittig, dass die Lernenden dazu Wissen benötigen. Gleichwohl gilt es zu vermeiden, dass auch die Absolventen der Hochschulen und Universitäten viel wissen (und hernach vergessen), aber wenig können. Wissen – so der einhellige Tenor der Kompetenzforschung – ist keine Kompetenz" (Arnold und Erpenbeck 2016: IX–X).

Wissen verändert sich sehr schnell. Die Wissenschaft entwickelt hochkomplexe Technologien, die bald wieder veraltet sind. Dabei immer auf dem neusten Stand zu bleiben, erscheint unmöglich. Man handelt dann kompetent, wenn in einer offenen, vielleicht sogar chaotischen Situation kein genauer Lösungsweg erkennbar ist oder Wissen fehlt und auf Basis des persönlichen Regel-, Normen und Wertesystems nach Lösungen gesucht wird. Dabei wird die Selbstorganisationsfähigkeit aktiviert (vgl. Erpenbeck und Sauter 2013: 32–33). Zusammenfassend lässt sich also festhalten:

„Es gibt keine Kompetenzen ohne Fertigkeiten, ohne Wissen, ohne Qualifikationen. Aber Fertigkeiten, Wissen, Qualifikationen „sind" keine Kompetenzen, sondern nur Grundbestandteile davon" (Erpenbeck und Sauter 2013: 32).

Die Anwendung von Wissen ist ein entscheidender Aspekt in der Kompetenzentwicklung:

„Die Integration von realen Problemstellungen aus der Praxis oder in Projekten ist der Schlüssel zu Lernprozessen, die tatsächlich individuelle Kompetenzentwicklung ermöglichen" (Erpenbeck und Sauter 2013: 33).

Wissen ist nicht immer verfüg- oder abrufbar. Was geschieht in Situationen, in denen Wissen fehlt? Tatsächlich sind solche Situationen für die Kompetenzentwicklung besonders interessant. Studierende erleben sie beispielsweise im Erstkontakt mit Patienten, bei dem viele Studierende unsicher sind. Gerade im Erstkontakt ist noch unklar, wie der Zugang zum Gegenüber und zur Störung gelingen wird. In unsicheren Situation ersetzen persönliche Haltungen oder Werte fehlendes Wissen und ermöglichen so Entscheidungen und Handlungen. Werte werden internalisiert, wenn man in realen Situationen Wertungen auf Basis von Emotionen und Motivationen vornimmt. Wertungen sind dabei die Handlungsbegründungen. Da Werte sich nicht unter Laborbedingungen entwickeln lassen, gelten hier ähnliche Bedingungen wie für den Kompetenzerwerb: Nötig sind reale Problemstellungen im Sinne von Labilisierungsprozessen: Aus der Unsicherheit heraus kann es gelingen, neue Wege zu beschreiten (vgl. Erpenbeck und Sauter 2013: 33).

Der emotionale Aspekt spielt beim Lernen eine große Rolle. Zu manchen Themen findet man leicht Zugang, weil sie interessant sind und man motiviert ist, sich diese Themen zu erschließen. Die Motivation beeinflusst also den emotionalen Zugang zu einem Lerninhalt. Weiterhin prägt die emotionale Einstellung zu den am Lernprozess beteiligten Personen das Ergebnis der Lernbewegung:

„Jedes Lernen ist gefühlsmäßig verankert. Emotionen können Lernen erleichtern, aber auch erschweren. Diese Bedeutung des limbischen Systems ist durch die Gehirnforschung nachdrücklich bewusst gemacht worden. Nicht nur das Verhältnis zu den Lehrenden und zur Gruppe ist emotional gefärbt, auch die Lerninhalte werden als attraktiv oder aversiv erlebt" (Siebert 2011a: 64).

Kompetenzen basieren auf Werten, die individuell in realen Situationen durch bestimmte Haltungen und Handlungsbegründungen verinnerlicht werden. Die Integration von Haltungen und Werten erfolgt spezifisch abhängig von der lernenden Person und ist damit ergebnisoffen. Diese Ergebnisoffenheit findet ihr Spiegelbild in der Lerntheorie des Konstruktivismus Der Konstruktivismus geht von einer individuellen Art des Lernens aus: Lernende verknüpfen neues Wissen mit bereits vorhandenem Wissen. Deshalb kann Wissen nicht übertragen werden, da jeder Lernende anders anknüpft und Probleme, Situationen und Handlungen unterschiedlich wahrgenommen und interpretiert werden. Ein konstruktivistisches Setting versucht daher, den Lernenden zur Identifikation und eigenständigen Lösung eines Problems einzuladen. Aus konstruktivistischer Sicht spricht man von günstigen Lernarrangements, wenn Lernende

■ eigenständig aktiv werden können

■ den Prozess selbstorganisiert absolvieren dürfen

■ an Vorwissen anknüpfen können

■ mit anderen Lernenden kooperieren können

■ auch emotional angesprochen werden (vgl. Erpenbeck und Sauter 2013: 40).

Aus den Überlegungen zu günstigen Lernarrangements von Erpenbeck und Sauter (2013) wird deutlich, dass es genau diese konstruktivistischen Überlegungen sind, die Kompetenzentwicklung ermöglichen. Kompetenzen sind nicht erzeugbar, sind individuell, basieren auf einem persönlichen Wertesystem und können sich nur aus dem Individuum mit seiner Persönlichkeit heraus entwickeln.

Wissen kann als Zentrum der Kompetenz verstanden werden, im engeren Sinn auch als handlungszentrierte Fertigkeit, die über die spezifische Qualifikation zur Kompetenz führt. Kompetenzen entwickeln sich auf Basis von Werten, Regeln und Normen. Deutlich wird das Verhältnis von Wissen, Fertigkeiten, Qualifikation und Kompetenz in folgender Darstellung, die herausstellt, dass Wissen zwar der Kern von Kompetenz, aber eben nur als Ausgangspunkt zu betrachten ist. Mit der Qualifikation (vertiefte Handlungskenntnisse) wird die Entwicklung von Kompetenzen möglich (s. Abb. 5).

In der Lernpyramide von Siebert (2011) wird dieser hierarchische Aufbau noch besser sichtbar. Deutlich wird, dass das Wissen die breite Basis bereitstellt, auf der sich Kompetenzen entwickeln können. Am Studiengang Logopädie hören die Studierenden zuerst die Theorie von Sprachphysiologie, -pathologie und -therapie, bevor sie praktisch ausgebildet werden. In der praktischen Arbeit mit Patienten versuchen die Studierenden, theoretische und praktische Erkenntnisse zu integrieren und gelangen so zu berufsqualifizierenden Kompetenzen (vgl. Abb. 6).

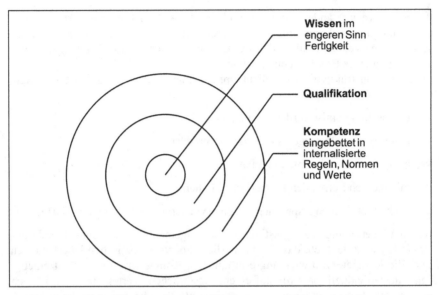

Abbildung 5: Vom Wissensaufbau zur Kompetenzentwicklung (vgl. Erpenbeck und
Sauter 2013: 28)

Siebert ergänzt das Modell um den Begriff Bildung, der seiner Meinung nach
auch eine ethische und politische Dimension enthält. Damit ist für Siebert die
ökologische Kompetenz Fähigkeit zum umweltschonenden Handeln nicht der
Schlusspunkt. Er erwartet von gebildeten Menschen zudem Engagement im

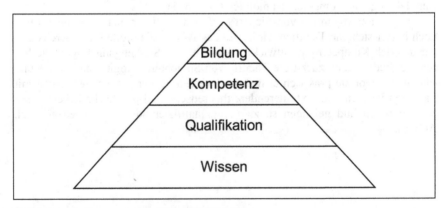

Abbildung 6: Lernpyramide (Siebert 2011a: 48)

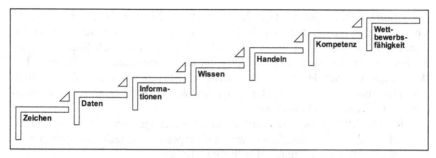

Abbildung 7: Kompetenztreppe (vgl. North 2011: 36)

Umweltschutz und auch die Bereitschaft, das Konsumverhalten zu verändern und zu verzichten. Hier wird allerdings die Trennung zur Kompetenz unklar, wenn er schreibt:

> „Bildung kann – im Unterschied zu Qualifikationen – nicht gelehrt, trainiert, getestet werden. Bildung erfordert Selbstlernkompetenz, Selbstreflexion, Aufgeschlossenheit und Neugier. Zur Bildung gehört Wissen, aber auch Umgang mit Nichtwissen. Bildung ist nicht denkbar ohne Kognition, aber auch nicht ohne Emotion" (Siebert 2011a: 49).

Ein wichtiger Aspekt für die Kompetenzentwicklung ist nach Erpenbeck und Sauter (2013) und nach Siebert (2011) das Tun. Durch die Handlung, die auf erworbenem Wissen basiert, kann sich Kompetenz entwickeln. North (2011) stellt in Bezug auf die Entstehung von Kompetenzen ähnliche Überlegungen an. Er entwickelte eine Kompetenztreppe (s. Abb. 7).

Zeichen (Ziffern, Buchstaben) werden durch einen Code zu Daten. Dabei sind Daten nach North zunächst Symbole ohne Bedeutung (z.B. 13). Daten mit einem bedeutungsvollen Bezugssystem hingegen sind Informationen (z.B. 13°C). Solange Informationen nicht mit anderen vernetzt werden können, bleiben sie wertlos. Durch die Vernetzung und Interpretation von Informationen entsteht **Wissen**. Dabei ist die Interpretation von Informationen durch Erfahrung oder Kultur beeinflusst und bleibt dadurch individuell. Erst durch **Handlungen** wird deutlich, dass ein Individuum nicht nur etwas weiß, sondern sein Wissen auch anwenden kann und somit Können zeigt. North spricht in diesem Zusammenhang von „Dualismus" (North 2011: 38): Gewusst WAS und gewusst WIE gekoppelt ergeben Fertigkeiten. Um Handlungen auf Basis dualen Wissens auszuführen, benötigt das Individuum Motivation und Freiraum. Wenn Wissen angewendet und situationsadäquat gehandelt wird, spricht North von **Kompetenz**. Er geht davon aus, dass Organisationen Kernkompetenzen innehaben, die durch explizites und verborgenes Wissen getragen werden, die über längere Zeit stabil bleiben und einflussreich sind. Diese Kernkompetenzen verschaffen einer Organisation gegenüber anderen Organisationen Vorteile und machen eine Organisation wettbewerbsfähig (vgl. North 2011: 36–39). Für diese Arbeit ist relevant, dass sich das Niveau, auf dem mit Informationen gearbeitet wird, verändert. Die Anwendung von Wissen durch Handlungen entwickelt Wissen hin zur Kompetenz. In der Auseinandersetzung mit einem Patienten wird theoretisches Wissen neu verortet. Handlungsalternativen werden abgewogen und schließlich eine Handlung durchgeführt. Diese Art der Wissensentwicklung und -anwendung nennt North (2011) Kompetenz.

Bloom (1956) bezieht sich mit seinen Überlegungen zur Taxonomie vor allem auf fachliche Aspekte, also die Fachkompetenz. Danach erschließen sich Lernende das Wissen auf unterschiedlichen Niveaus:

■ Aufnahme und Wiedergabe von Inhalten

■ Verstehen der Inhalte und Wiedergabe mit eigenen Worten

■ Anwendung der Inhalte

■ Analyse der Inhalte, um angemessene Methoden auszuwählen

■ Synthese der Inhalte im neuen Zusammenhang

■ Beurteilung der Inhalte und Verteidigung der eigenen Meinung

(vgl. Bloom 1956 zit. nach Braun 2008: 55)

Spätestens im Examen wird von den Studierenden am Studiengang Logopädie erwartet, im Reflexionsgespräch nach der praktischen Prüfung Entscheidungen in Bezug auf Auswahl und Durchführung von Therapieansätzen zu verteidigen. Damit sollten sie die Stufe 6 erreicht haben.

Erpenbeck und Sauter konstatieren, dass der Lernende für die persönliche Kompetenzentwicklung Verantwortung übernehmen muss. Zugleich setzen sie voraus, dass Kompetenzentwicklung nur in realen Handlungsprozessen stattfinden kann. Dies ist auch als Forderung an Lehrende zu verstehen. Zudem merken sie an, dass Kompetenzentwicklung nicht nur auf das berufliche System, sondern auf das Leben an sich bezogen ist:

> „Erfolgreiche Kompetenzentwicklung setzt Eigenverantwortung und Selbstorganisation, Lernen in realen Herausforderungssituationen sowie die Anwendung und Bewährung in der eigenen Lebenswelt voraus" (Erpenbeck und Sauter 2016: 2).

Siebert ergänzt, dass Kompetenzen nur entwickelt werden, wenn die Veränderungen für den Lernenden bedeutsam sind: „Kompetenzen sind nur nachhaltig, dauerhaft und effektiv, wenn sie emotional „gespürt" sind" (Siebert 2011a: 44).

Hervorzuheben ist in diesem Zusammenhang die Abbildung von Siebert, weil sie alle erwähnten Elemente vereint: Kompetenzen basieren auf Fertigkeiten

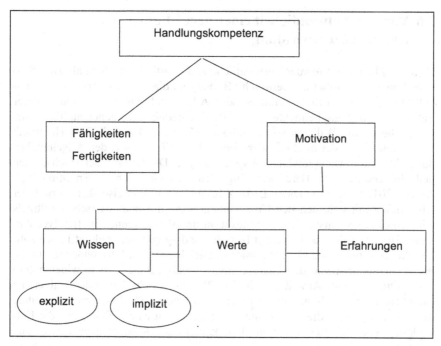

Abbildung 8: Kompetenz (Siebert 2011a: 43)

und Fähigkeiten, die wiederum auf explizitem (allgemein zugänglichem) und implizitem (individuellem, auf Erfahrung basierendem) Wissen beruhen. Zudem benötigt die Entwicklung von Kompetenzen „Motivation zum Wollen". Diese Motivation, ebenso wie die Fähig- und Fertigkeiten ruhen auf Werten und Erfahrungen als biografisches Erbe (s. Abb. 8).

Zusammenfassend wurde dargestellt, dass durch klassische Wissensvermittlung kein Wissen erzeugbar ist. Die Überlegungen der konstruktivistischen Didaktik zeigen günstige Lehrarrangements auf, in welchen, im Sinne der Ermöglichungsdidaktik, der Aneignungsprozess gelingen kann. Die Möglichkeit zur aktiven Lernbewegung der Studierenden ist Voraussetzung für die Kompetenzentwicklung, wobei Lernende in ihren Handlungen immer in Verbindung mit eigenen Werten und Erfahrungen stehen. Diese Lernbewegung kann in der Arbeit mit Patienten, aber auch in einem reflektierenden Gespräch stattfinden, weil die Studierenden dabei selbst aktiv sein müssen: Sie sollen ihre Überlegungen zu ihrer persönlichen Entwicklung darstellen. Kompetenzentwicklung ist das Ziel des Studiums. Macht es bereits im Studium Sinn, berufsbezogene Kompetenzen zu fokussieren? Diese Frage greift das nächste Kapitel auf.

2.6 Von der Notwendigkeit einer berufsbezogenen Kompetenzentwicklung

Historisch betrachtet wurden vorberufliche und berufliche Bildung als zwei Systeme konzipiert, wobei die berufliche Bildung an die vorberufliche Bildung anknüpfte, die vorberufliche Bildung oder Allgemeinbildung aber von späterer Tätigkeit unabhängig betrachtet wurde. Diese Überlegungen gehen auf die „Ausschlussthese" von Wilhelm von Humboldt (1767-1835) zurück. Von Humboldt befürchtete, eine Vermischung der beruflichen Bildung mit der Allgemeinbildung würde die Allgemeinbildung verunreinigen. Die Distanz der Hochschulen und Universitäten zur Berufswelt folgt demnach einer langen Tradition (vgl. Arnold 2015b: 67–69). Diese Distanz bringt möglicherweise den Vorteil der Objektivität mit sich, den sich Unternehmen heute durchaus wünschen. Oftmals wird von Universitätsabgängern Innovation und das Erkennen ineffektiver Abläufe erwartet, weil sie eben nicht betriebsblind agieren und gelernt haben sollten, Prozesse mit Abstand zu analysieren. Gleichzeitig wird der fehlende Praxisbezug im Studium von den Unternehmen oftmals beklagt – eine widersprüchliche Situation (vgl. Arnold 2015b: 71-72). Eine Hochschule oder Universität kann Studierende nicht auf alle späteren beruflichen Anforderungen vorbereiten, dazu verändern sich diese zu schnell. Gerade darum ist der Fokus auf die Entwicklung von flexiblen Handlungsfähigkeiten oder Kompetenzen richtig und sinnvoll:

„Das einzig Kontinuierliche ist der Wandel selbst, dessen Gestaltung es mit den Lernenden einzuüben gilt. Dann ist jede Form, auf den professionellen Umgang mit Unsicherheit und Ungewissheit sowie Komplexität vorzubereiten, eine Berufsvorbereitung im eigentlichen Sinne des Wortes" (Arnold 2015b: 71).

Wie dargestellt wurde, sind die Anforderungen im Beruf komplex und verändern sich schnell. Es wurde geklärt, dass das reine Wiedergeben von Wissen nicht ausreicht, um im Beruf bestehen zu können. Veränderungen geschehen zu rasch, so dass das permanente Nachfüllen von Wissen kaum möglich erscheint. Flexible Handlungsfähigkeiten – Kompetenzen – sind notwendig, um den beruflichen Anforderungen gerecht zu werden.

Arnold (2015) empfiehlt diesbezüglich, im Studium Möglichkeiten zu schaffen, damit Studierenden ihre Reflexions- und Selbstreflexionsfähigkeit (weiter-)entwickeln können. Dadurch würden Anpassungs- und Gestaltungsvermögen gestärkt und der Umgang mit Unsicherheiten erleichtert. Studierende sollten sich hierfür zunehmend damit auseinandersetzten, wie sie denken, beobachten und bewerten. Das Ziel soll dabei sein, möglichst offen, wertschätzend und flexibel handeln zu können (vgl. Arnold 2015b: 71).

Wie könnte ein berufsvorbereitendes Studium konzipiert sein? Aus den Ausführungen in 2.4 ist erkennbar geworden, dass am Studiengang Logopädie bereits sehr stark berufsvorbereitend gearbeitet wird. Wie Arnold vorschlägt, werden den Studierenden in vielen Gesprächen Möglichkeit zur Reflexion über Lerninhalte und auch zur Selbstreflexion über das eigene Denken und Handeln angeboten. Es ist anzunehmen, dass der Bezug zur Praxis deshalb mit der Einführung des Studiengangs 2011 im Modulhandbuch verankert war, weil die Logopädie bis dahin ein Ausbildungsberuf an einer Berufsfachschule war. Deshalb war man der alten Tradition der Universitäten mit der Trennung von Theorie und Praxis weniger verpflichtet. Die positiven Erfahrungen mit der praktischen Ausbildung wurden nach Vorgaben des Kultusministeriums in einen praxisorientierten Modell-Studiengang überführt. Vielleicht auch aufgrund der Nähe zur Praxis behält der Studiengang Logopädie auch nach 5 Jahren einen Sonderstatus innerhalb der Medizinischen Fakultät. So ist er einerseits ein Aushängeschild, weil einzigartig in Bayern und ohne Auflagen akkreditiert, aber auch kritisch beäugt, möglicherweise wegen des hohen Praxisanteils, des hohen Personalaufwands und der niedrigen Anzahl an Studierenden (16), die jedes Jahr das Studium abschließen.

Arnold (2015) schlägt vor, die akademische Berufsvorbereitung in vier Formen zu unterscheiden:

Akademische Berufsvorbereitung 1. Ordnung: Gemeint ist das Hinwenden zur Anforderung in der Praxis, eine Auseinandersetzung mit diesen Anforderungen und einer Analyse, wie akademische Inhalte in Bezug auf ein erstelltes Kompetenzprofil ausgerichtet werden können. Hier sollte der Bedarf des Berufsfeldes durchdrungen werden (vgl. Arnold 2015b: 74).

Akademische Berufsvorbereitung 2. Ordnung: Hier wird versucht, Studierenden durch Kontakt mit Ehemaligen und externe Praktika „die Unmittelbarkeit der Handlungsanforderungen und die Unausweichlichkeit von Gestaltungsfolgen" (ebd.) deutlich zu machen. Studierende können sich der Auseinandersetzung kaum entziehen und erleben so den Handlungsdruck der Praxis.

Akademische Berufsvorbereitung der 3. Ordnung: Die Studierenden sollen die Möglichkeit bekommen, sich mit idealtypischer Praxis auseinanderzusetzen. Dabei könnte es sich um Mitarbeit bei Recherche- und Evaluierungsarbeiten handeln. Auch ungewöhnliche Wege sollen gedanklich vollzogen werden (ebd.).

Akademische Berufsvorbereitung 4. Ordnung: Situationen aus der Praxis sollen als veränderbar erlebt und auf der Suche nach potentiellen Veränderungen durchdrungen werden. Dies könnte durch die Mitarbeit an Innovationsprojekten geschehen (Arnold 2015b: 75).

Im Studiengang Logopädie werden all diese Dimensionen abgedeckt: Von einem Vorpraktikum (1. Ordnung), zu Kontakt mit erfahrenen Kommilitonen

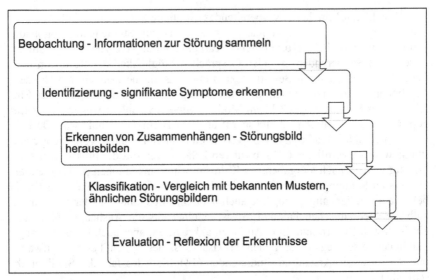

Abbildung 9: Mustererkennung (vgl. Beushausen 2013: 16)

(2. Ordnung), selbstkonzipierten Diagnostikmaterialien und über Fallarbeiten (3. Ordnung) bis zur Behandlung „echter" Patienten (4. Ordnung) werden die Studierenden Schritt für Schritt an die beruflichen Anforderungen herangeführt und dabei unterstützt.

Es folgen zwei Beispiele, die die Fokussierung der beruflichen Bedarfe deutlich machen sollen. Bevor das evidenzbasierte Handeln vorgestellt wird, wird das Clinical Reasoning erläutert:

Im therapeutischen Tun sind fortwährend Entscheidungen über die Behandlung des Patienten zu fällen. Diese Entscheidungen folgen dem Prinzip der Mustererkennung (s. Abb. 9).

Dieses Prinzip der Mustererkennung wird kombiniert mit dem hypothetisch-deduktiven Vorgehen. Dabei werden auf Basis vorliegender klinischer Daten Hypothesen über das Störungsbild des Patienten entworfen. Durch fortwährende Beobachtung können die Hypothesen bestätigt, verworfen und neu entwickelt werden. Dieses Vorgehen betrifft sowohl diagnostische, als auch therapeutische Maßnahmen. Die Reflexion über getroffene Entscheidungen bzgl. Diagnose und Behandlungsplanung „wirkt als zirkulärer Prozess im Therapieverlauf weiter" (ebd.). Durch das Clinical Reasoning können therapeutische Denk- und Entscheidungsprozesse nachvollziehbar werden, weil sie durch die Therapeutin für Patienten (und Lehrlogopädin) transparent gemacht werden. Sowohl bei der Mustererkennung als auch bei der Hypothesenbildung findet eine Reflexion über getroffene Entscheidungen statt. Reflexionsfähigkeit ist damit eine wichtige Kompetenz im Tätigkeitsfeld einer Logopädin.

Ein weiterer Aspekt, der für die spätere therapeutische Tätigkeit entscheidend ist, ist die Fähigkeit zum evidenzbasierten Handeln. Bereits im Studium sollten die Voraussetzungen geschaffen werden, dass Studierende ihre Entscheidungen zu Diagnostik und Therapie aufgrund von

- externen Evidenzen (Studien),

- klinischen Expertisen (Erfahrungen),

- und individuellen Bedürfnissen der Patienten

begründen können (vgl. Beushausen und Grötzbach 2011: 4). Die eigenen Erfahrungen sind zu Beginn der praktischen Arbeit sicherlich noch gering, das Denken im Sinne der „Evidenzbasierten Praxis" (EBP) sollte aber bereits gespurt werden. Die fehlende klinische Expertise am Anfang kann durch die Expertise der Lehrkraft oder die externen Evidenzen ausgeglichen werden. Das Ziel der EBP ist eine dichte Verknüpfung von theoretischer Forschung und praktischer Tätigkeit. Die optimale Versorgung der Patienten steht dabei immer im Vordergrund. Die Notwendigkeit zur fortdauernden Auseinandersetzung mit Forschungsergebnissen auch später im Berufsalltag entspricht den Überlegungen zum lebenslangen Lernen und wird als Grundhaltung angenommen (vgl. ebd.). Die Auseinandersetzung mit Forschungsergebnissen, das Entdecken von fehlenden oder gar fehlerhaften Erkenntnissen bringt den selbstverantwortlich agierenden Praktiker hervor, der dem schnellen Wissenszuwachs gewachsen ist.

In diesem Kapitel wurden Argumente aufgezeigt, die die Notwendigkeit einer berufsbezogenen Kompetenzentwicklung bereits im Studium unterstreichen. Studierende bekommen bereits im Studium Instrumente an die Hand, der Komplexität des Berufes beispielsweise durch das Clinical Reasoning oder die Evidenzbasierte Praxis zu begegnen. Wie gut der Umgang mit diesen Instrumenten gelingt, könnte im reflektierenden Gespräch erfragt werden. Deutlich wird, dass bei der Anwendung der beiden Instrumente eine fortgeschrittene Auseinandersetzung mit Wissen stattfinden muss. Das entspricht beispielsweise den Überlegungen von North, wann aus Wissen Kompetenz wird und den Überlegungen von Bloom, welche Lernbewegungen gemacht werden müssen, um zur Beurteilung von Inhalten zu gelangen und damit auf das höchste Niveau der Lernzieltaxonomie (vgl. Kapitel 2.5). Im nächsten Kapitel wird die Fähigkeit zur Selbstreflexion fokussiert, um der Frage nachgehen zu können, ob diese Fähigkeit die Kompetenzentwicklung unterstützen kann.

3 Selbstreflexion

In Kapitel 3 soll Frage 1 in den Fokus gerückt werden: Welchen Stellenwert hat das reflektierende Gespräch für die Kompetenzentwicklung? Zur Beantwortung dieser Frage wird zunächst der Begriff der Selbstreflexion erarbeitet, denn im Kontext des reflektierenden Gesprächs geht es immer um die Reflexion des eigenen Denkens und Fühlens. Zudem soll beschrieben werden, welche Phasen ein Selbstreflexionsprozess durchläuft. Wie bei der Kompetenzentwicklung ist auch für die Selbstreflexion wichtig, ob Gefühle zugelassen werden können, um in der Auseinandersetzung mit den Gefühlen Handlungsalternativen entwickeln zu können. Die Überlegungen von Argyris (1991) zu lernenden Organisationen werden auf Studierende als „Manager ihres Wissens" übertragen. Die Wirkung der (selbst-) reflexiven Handlungsfähigkeit in Bezug auf die Kompetenzentwicklung soll dargelegt werden.

3.1 Der Begriff der Selbstreflexion

3.1.1 Das Selbst

Der Begriff „Selbst" wird uneinheitlich verwendet. Dabei wird der Begriff in der Verbindung mit anderen (z.B. Selbstvertrauen, Selbstoffenbarung, Selbstbild) sehr variabel eingesetzt und changiert in seiner Bedeutung. Zunächst verweist der Begriff „Selbst" auf eine unabhängige, eigenständige Person (vgl. Greif 2008: 21). An dieser Stelle folgt der Versuch, den Begriff „Selbst" von verschiedenen Seiten zu betrachten, die für diese Arbeit nützlich sind.

Um sich selbst, seine Handlungen, Probleme und Ziele reflektieren zu können, ist eine erhöhte „Selbstaufmerksamkeit" nötig. Der Blick der reflektierenden Person richtet sich auf das eigene Selbst. Wie schon erläutert wurde, basiert die konstruktivistische Idee darauf, dass jeder Mensch sich aufgrund seiner persönlichen Erfahrungen individuell einem Lernthema zuwendet. Das „Selbstkonzept" einer Person fußt auf eigenen Zielen, Bedürfnissen und Merkmalen und richtet sich an bestimmten Normen und Regeln aus. Dabei spiegelt das Selbstkonzept die kulturellen Normen und Werte wider (z.B. in Bezug auf das Menschenbild, Gerechtigkeit und Sittlichkeit, Loyalität und Pietät) (vgl. Greif 2008: 24, 27–28).

Unter „Selbstbeobachtung" wird wiederum die Beobachtung des eigenen Handelns verstanden. Die „Selbstbewertung" meint die Bewertung der eigenen

Person im Verhältnis zu anderen Personen und im Vergleich mit einem idealen Selbstkonzept (vgl. Greif 2008: 33).

3.1.2 Die Reflexion

Übersetzt aus dem Lateinischen bedeutet "reflectere" zurückbiegen, zurückgehen, zurückwenden. Das ist es, was bei der Reflexion im übertragenen Sinn geschieht: Es wird auf eine Handlung oder einen Sachverhalt zurückgeblickt. Die Perspektive ist im Rückblick verändert, man wendet sich einem Moment zu, der bereits vorüber ist. Gerade durch diese Distanz kann Veränderung wahrgenommen und Entwicklung möglich werden. Reflexion kann man somit als ein „bewusstes Nachdenken" zusammenfassen (vgl. Greif 2008: 36).

3.1.3 Die Selbstreflexion

Schön (1983) unterscheidet die Begriffe „reflecting in action" und „reflecting on action": „Reflecting in action" meint das Bewerten einer Aktion, während diese noch andauert. Dabei nutzt man eigene Erfahrungen, koppelt diese mit Gefühlen und bezieht sich auf bekannte Theorien. Damit rückt auch das „Selbst" in das Zentrum der Betrachtung:

> „When we go about the spontaneous, intuitive performance of the actions of everyday life, we show ourselves to be knowledgeable in a special way. Often we cannot say what it is that we know. When we try to describe it we find ourselves at a loss, or we produce descriptions that are obviously inappropriate. Our knowing is ordinarily tacit, implicit in out patterns of action and in our feel for the stuff with which we are dealing. It seems right to say that our knowing is in our action" (Schön 1983: 49).

Schön räumt ein, dass es Situationen gibt, die nicht sofort reflektierbar sind, sondern erst im Nachhinein. „Reflecting on action" meint deshalb die Reflexion nach einer Situation, wobei Erfolge und Misserfolge thematisiert werden (vgl. Hilzensauer 2008: 4–5).

Boud, Keogh und Walker (1985) als Vertreter des erfahrungsbasierten Lernens, nehmen zudem Bezug auf Gefühle, die während einer Situation entstanden sind. So ist ihrer Meinung nach der Reflexionsprozess dreistufig: Es wird eine Erfahrung gemacht, die mit einem bestimmten Verhalten, Ideen oder Gefühlen verbunden ist. Im Reflexionsprozess wird die Erfahrung erinnert, um auch die Gefühle wieder zu durchleben. Es soll zu einer Neubewertung der Situation kommen, indem positive Gefühle genutzt und negative Gefühle getilgt werden (vgl. Hilzensauer 2008: 5).

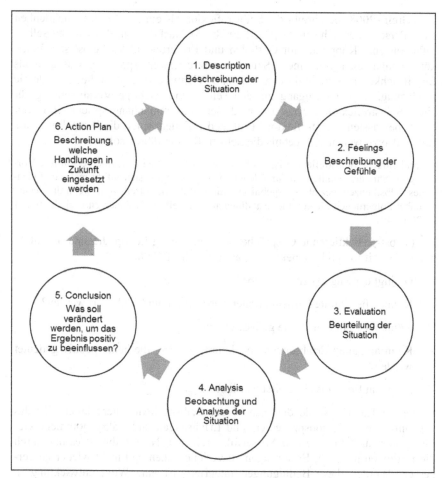

Abbildung 10: Gibb's Reflective Cycle (vgl. Hilzensauer 2008: 6)

Auch Gibbs (1988) ist Vertreter des „experiental learning". Nur durch Erfahrungen kann es zu wirklichen Lernbewegungen kommen. Dabei stellt er heraus, dass die Reflexion die entscheidende Rolle spielt, ob eine Erfahrung vergessen oder genutzt wird. Nur durch die Reflexion kann eine Erfahrung seiner Meinung nach integriert werden, wodurch Lernen möglich wird. Bleibt die Reflexion aus, entsteht auch kein Lernen. Lernende sollen sich mit dem Lerngegenstand (Sachverhalt) und den Lernhandlungen (Lernmethoden) auseinandersetzen, zudem sollen sie ihr Lernvermögen reflektieren. Gibbs schlägt in seinem „Reflective Cycle" das in Abbildung 10 visualisierte Vorgehen vor.

Greif (2008) beschreibt die Selbstreflexion als ein „bewusstes Nachdenken einer Person über sich selbst" (Greif 2008: 36). Nachdem im Prozess der Selbstreflexion eine Kopplung mit Gefühlen und Erfahrungen des Selbst stattfindet, könnte man auch von einer „Selbstkonzeptreflexion" sprechen, was sich als Begrifflichkeit aber nicht durchgesetzt hat. Wichtig erscheint an dieser Stelle die Ergänzung, dass der Zugang zu sich selbst eine wichtige Voraussetzung für einen Selbstreflexionsprozess ist. In diesem Zusammenhang spricht Greif von einer „bewussten Selbstreflexion" (vgl. ebd.). Zudem spielt die Perspektive eine Rolle, also zu welchem Ergebnis die Selbstreflexion führen soll:

> „Individuelle Selbstreflexion ist ein bewusster Prozess, bei dem eine Person ihre Vorstellungen oder Handlungen durchdenkt und expliziert, die sich auf ihr reales und ideales Selbstkonzept beziehen. Ergebnisorientiert ist die Selbstreflexion, wenn die Person dabei Folgerungen für künftige Handlungen oder Selbstreflexionen entwickelt" (Greif 2008: 40).

Für (selbst-)reflektierende Gespräche am Studiengang Logopädie sind in Anlehnung an Greif folgende Aspekte relevant (vgl. Greif 2008: 36–38):

- Gelingt der Zugang zu sich selbst?

- Können bestimmte Lernsituationen beschrieben und analysiert werden?

- Können Gefühle in Worte gefasst werden?

- Kann an „alte" Erfahrungen angeknüpft werden, die heute positiv gedeutet werden?

- Kann ein Ergebnis abgeleitet werden?

In diesem Kapitel wurde der Begriff der Selbstreflexion hergeleitet. Für das Ergebnis von Reflexionsprozessen sind Erfahrungen und wahrgenommene Gefühle, aber auch Erfolge und Misserfolge relevant. Nach Gibb ist es nur durch die Reflexion möglich, Erfahrungen zu verinnerlichen und nicht wieder zu vergessen. Werden diese Bedingungen integriert, ist eine Weiterentwicklung in Hinblick auf zukünftige Handlungen möglich. Das ist ein wichtiges Argument für die reflektierenden Gespräche im Studium. Es wurden Gesprächsaspekte aufgezeigt, die in den Selbstreflexionsprozess einladen können. Im nächsten Kapitel werden verschiedene Stufen des (selbst-)reflexiven Lernens vorgestellt.

3.2 Stufen der Selbstreflexion beim Lernen

Ein Ziel der Gespräche am Studiengang ist, Lernen zu ermöglichen und Kompetenzen (weiter-) zu entwickeln. In diesen Gesprächen reflektieren die Studierenden die eigene Lernbewegung. Das Reflektieren über das eigene Lernen wird auch reflexives Lernen genannt. Argyris (1991) beschreibt in seinen Überlegungen zu lernenden Organisationen, wie beispielsweise Manager durch Reflexion eigener Stärken und Schwächen effizienter agieren können. Diese Idee lässt sich auch auf andere Lernende übertragen mit der Vorstellung, Studierende sind die „Manager ihres Wissens". Argyris beschreibt drei Stufen des reflexiven Lernens:

- Single Loop Lernprozesse: Ein Studierender löst ein Problem und lernt dadurch. Es handelt sich bei Single Loop Prozessen um einfache Veränderungs- und Lernprozesse. Das Niveau des Lernens verbleibt auf dem Niveau der Anpassung.

- Double-Loop-Lernprozesse: Dies meint das Lernen aus einer erweiterten Perspektive heraus. Es wird darüber reflektiert, ob es für ein Problem nicht nur eine schnelle, sondern auch eine nachhaltige Lösung gibt. Dabei können kleine Veränderungen große Wirkung zeigen, wenn (Handlungs-) Prozesse häufig wiederholt werden:

  „But effective double-loop learning is not simply a function of how people feel. It is a reflection of how they think—that is, the cognitive rules or reasoning they use to design and implement their actions" (Argyris 1991: 100).

- Deutero-Lernen: Gemeint ist die Überprüfung von Maßnahmen des Single- und Double-Loop-Learning hinsichtlich der Frage, ob Lernen gelernt werden kann:

  „Typisch ist hier eine ganzheitliche Überprüfung oder Evaluation und Verbesserung der Lernprozesse, Ziele sowie reflexiven Verbesserungen. Insbesondere sollten regelmäßig nicht nur die Erfolge, sondern auch die Misserfolge evaluiert werden, um daraus Veränderungen abzuleiten" (Greif 2008: 47).

Am Studiengang Logopädie erfolgen die reflektierenden Gespräche in unterschiedlichen Prozessen zu unterschiedlichen Zeitpunkten. Für diese Arbeit ist das Jahresgespräch fokussiert. Nicht von Anfang an ist es den Studierenden möglich, das Niveau des Deutero-Lernens zu erlangen, sie können aber durch Fragen in der Entwicklung dorthin unterstützt werden. Davon ausgehend, dass es sich bei der Fähigkeit zur Selbstreflexion um eine Kompetenz handelt, wird im nächsten Kapitel dargestellt, wo diese Kompetenz im Kompetenzmodell zugeordnet werden kann.

3.3 Verortung der Fähigkeit zur Selbstreflexion als Kompetenz

Die Fähigkeit zur Selbstreflexion wurde in 3.2 als Kompetenz bezeichnet. Damit ist noch nicht die Frage beantwortet, ob das reflektierende Gespräch die Kompetenzentwicklung unterstützen kann. Zunächst soll betrachtet werden, wo die Fähigkeit zur Selbstreflexion in den Kompetenzbereichen verortet ist. Nach Erpenbeck (2004) gibt es eine Ebene über den Basiskompetenzen: Die Metakompetenzen, die sich auf die Fähigkeit zur Selbstorganisation beziehen:

> „Sie sind weitgehend kontextfrei und umfassen beispielsweise Selbsterkenntnisvermögen, Selbstdistanz, Wertrelativismus, Empathie, Situations- und Kontextidentifikationsfähigkeit, Interventions- und Lösungsfähigkeit, also Selbstorganisationsdispositionen" (Erpenbeck 2004: 126).

Selbstreflexionsfähigkeit benötigt in der Auseinandersetzung mit einem Prozess die Fähigkeit, Distanz herzustellen (Selbstdistanz), Situationen zu identifizieren (Situationsidentifikationsfähigkeit) und Lösungsmöglichkeiten zu entdecken (Lösungsfähigkeit). Vertiefend findet sich in der Beschreibung der Personalen Kompetenz die Fähigkeit, sich selbst einzuschätzen und zu entwickeln:

> „Personale Kompetenzen: Als die Disposition einer Person, reflexiv, selbstorganisiert zu handeln, d.h. sich selbst einzuschätzen, produktive Einstellungen, Werthaltungen, Motive und Selbstbilder zu entwickeln, eigene Begabungen, Motivationen, Leistungsvorsätze zu entfalten und sich im Rahmen der Arbeit außerhalb kreativ zu entwickeln und zu lernen" (Erpenbeck und Rosenstiel 2007: XXIV).

Der DQR definiert „Reflexivität" etwas ungenauer: "Reflexivität: Beinhaltet die Fähigkeit, mit Veränderungen umzugehen, aus Erfahrungen zu lernen und kritisch zu denken und zu handeln" (BMBF und KMK 2013: 16).

In therapeutischen Prozessen ermöglicht die Fähigkeit des Therapierenden zur Reflexion, das eigene Wissen zu überdenken, die Effektivität des Handelns zu überprüfen und weitere strategische Schritte einzuleiten. Therapeuten können durch reflexives Handeln Denk- und Entscheidungsprozesse transparent machen und den Patienten und einem Team gegenüber begründen. Diese Form der Reflexion eigener Denk- und Entscheidungsprozesse wurde bereits als Clinical Reasoning eingeführt. Es trägt durch das Abwägen und Überprüfen von Entscheidungen und die Transparenz gegenüber Patienten und Teams zu Qualitätssicherung bei (vgl. Beushausen 2013: 13–14). Dabei

> „denkt der Praktiker über sein eigenes Denken nach und unterzieht es immer wieder einer kritischen Überprüfung. Clinical-Reasoning-Abläufe können erlernt, geschult und je nach Aufgaben- und Tätigkeitsbereich spezifiziert werden" (Beushausen 2013: 14).

Im Studiengang Logopädie entstehen im Rahmen der Nachbesprechungen in der praktischen Arbeit immer wieder Situationen, in denen Studierende dazu aufgefordert werden, eigene Denk- und Entscheidungsprozesse bezüglich therapeutischer Prozesse zu verbalisieren und damit für die Lehrlogopäden transparent zu machen. Damit ist diese Einladung in die Selbstreflexion auch als ein Schritt in Richtung Professionalisierung des therapeutischen Handelns zu betrachten.

Zusammenfassend kann man die Fähigkeit zur Selbstreflexion im Kompetenzatlas von Heyse und Erpenbeck (2004) also unter den Metakompetenzen mit einer engen Verbindung zu den Personalkompetenzen verorten. Der DQR transportiert mit der Fähigkeit zur Reflexion die Idee, aus Erfahrungen zu lernen und das Verhalten danach anzupassen. Im beruflichen Kontext der Therapie findet sich der Begriff der Reflexion im Rahmen des Clinical Reasonings wieder.

3.4 Die Rolle der Selbstreflexionsfähigkeit für die Kompetenzentwicklung

Die Studierenden werden im Studiengang Logopädie immer wieder zur Reflexion über die unterschiedlichen Aspekte in der Arbeit mit einem Patienten, aber auch in Hinblick auf das Erleben einer Lehrveranstaltung eingeladen. Doch was bringt dieses Reflektieren über das eigene Erleben, Denken und Fühlen für die Kompetenzentwicklung?

„Das Selbst reflektiert mit seinen Wahrnehmungs- und Denkmitteln sich selbst und macht damit auch seine bevorzugten Wahrnehmungs- und Denkmittel zum Gegenstand seines Nachdenkens. Der Nutzen dieser Reflexion ist in erster Linie ein Eigennutzen" (Arnold und Furrer 2010: 29).

Selbstreflexionsfähigkeit ermöglicht also, aus Erfahrung zu lernen, das eigene Denken und Tun kritisch zu betrachten sowie Veränderungen wahrzunehmen und einzuleiten. Im Zentrum der Betrachtung steht die selbst handelnde Person und ihr Versuch, offene, unsichere und komplexe Situationen zu lösen (vgl. Pachner 2014: 435–436).

Siebert (2011) beschreibt die Fähigkeit zur Selbstreflexion, welche schon früh im Leben angelegt wird und unsere Art wahrzunehmen und zu denken beeinflusst, als ein Zoll an die Vergangenheit mit Chancen für die Zukunft:

„Durch das Nachdenken über die eigene Biographie, über Schlüsselerlebnisse, über ‚Gewinne' und ‚Verluste', Freuden und Ängste, Interessen und Vermeidungsreaktionen, Lernstärken und Lernschwächen wird eine biographische Bilanz und eine Lebensplanung für die Zukunft erleichtert. Diese Selbstreflexion wird durch eine Bezugsperson gefördert und angeregt" (Siebert 2011b: 43).

Daraus entwickelt sich die Fähigkeit zum reflexiven Lernen, das selbstreguliert und -kontrolliert abläuft. Beim reflexiven Lernen finden zwei Prozesse parallel statt: Die Auseinandersetzung mit einem Thema und die Beobachtung des Zugangs zu diesem Thema, also des Lernverhaltens. Das Ziel dabei ist, Prozesse zu optimieren, wobei eine hinreichend entwickelte Reflexionsfähigkeit die Annäherung an ein Thema erleichtern kann (vgl. Reis 2009: 104–105).

Auch Kaiser und Kaiser (2012) verorten die Fähigkeit zur Selbstreflexion als einen Aspekt der Metakognition. Damit ist das „Denken über das Denken" gemeint. Mit einer Analyse der Situation, die aus der Distanz zu sich selbst stattfindet, entsteht der entscheidende Schritt zur Kompetenzentwicklung: Denkprozesse sollen erinnert, bewusstgemacht und durchlaufen werden. Durch die Auseinandersetzung mit gewohnten Denkstrukturen und den eigenen Fähigkeiten werden Prozesse zur Kompetenzentwicklung und -reifung angestoßen (vgl. Kaiser et al. 2012: 12)

Arnold (2015a) weist auf die Doppelfunktion der Metakognition hin und beschreibt deren Funktion für die Kompetenzentwicklung:

> „Sich der eigenen Lernprozesse bewusst zu sein, diese im persönlichen Wissenskontext einzuordnen und dies kontinuierlich zu dokumentieren bedeutet, die Verantwortung für das Lernen in die Hände der Lernenden selbst zu legen" (Hilzensauer 2008: 1).

Durch das reflektierende Gespräch können informelle, also unbewusst ablaufende Lernprozesse bewusstgemacht werden. Dadurch wird ein höheres Kompetenzniveau erreicht: „Reflexion ist somit ein Medium zur Verknüpfung der informellen Lernprozesse mit übertragbaren Erkenntnissen. Zugleich wird durch sie die reflexive Handlungsfähigkeit gefördert (Gillen 2006: 106).

Zusammenfassend wird deutlich, dass die Reflexion über eine Handlung oder einen Lernprozess die Kompetenzentwicklung unterstützt und vorantreibt. Entscheidend ist dabei, den Prozess auf der einen Seite und das Verhalten zur Aneignung auf der anderen Seite wahrzunehmen. Dies ist besonders dann wichtig, wenn der Prozess ein schwieriger war. Hilfreich kann sein, sich eigener Wahrnehmungs- und gespurter Denkmuster bewusst zu werden, um in Zukunft schwierige Prozesse so verändern zu können, dass der Zugang ein leichterer werden kann. Emotionen sind in diesem Zusammenhang bedeutungsvoll, wie beispielsweise Unsicherheiten, die den Blick auf die Lernbewegung lenken und damit Veränderung initiieren können. Deutlich soll in diesem Zusammenhang noch einmal hervorgehoben werden, dass die Fähigkeit zur Selbstreflexion nicht nur für Lernprozesse und Kompetenzentwicklung an Universität und Hochschule von Nutzen ist. Sie ermöglicht vor allem dem Menschen in Beruf, Familie und Gesellschaft, selbstverantwortlich und bewusst zu agieren.

Der Vorgang der Selbstreflexion unterstützt die Kompetenzentwicklung. Durch Gespräche werden die Kompetenzbewegungen transparent. Dabei reicht der Blick über die Kompetenzbewegung im Studium hinaus: Das Ziel der Kompetenzentwicklung ist der Weg zum eigenverantwortlich und kreativ agierenden Menschen in verschiedenen Kontexten wie Beruf, Familie und Gesellschaft. Das nächste Kapitel beschäftigt mit dem Werkzeug, durch das die Kompetenzentwicklung unterstützt werden kann, dem reflektierenden Gespräch.

4   Das Kompetenzentwicklungsgespräch

In diesem Kapitel sollen die Fragen 2 und 4 untersucht werden: Welche Struktur sollte das reflektierende Gespräch haben, um Kompetenzentwicklung zu ermöglichen? Wie könnte die Vorbereitung auf das reflektierende Gespräch (z.B. durch einen Reflexionsbogen) aussehen? Da das Gespräch ein kommunikativer Akt ist, wird zunächst der Begriff der Kommunikation anhand eines Modells (Büttner und Quindel 2013) erläutert. Kompetenzentwicklungsgespräche haben auch beratende Funktion. Der Aspekt der Beratung wird am Beispiel der Sozialen Arbeit herausgearbeitet. Da die Lernbewegung nicht sichtbar verläuft, hat das Gespräch die Funktion, Unsichtbares sichtbar zu machen. Im nächsten Schritt wird die Struktur, also die Phasen eines Kompetenzentwicklungsgesprächs dargestellt. Im Gespräch sollen die Kompetenzen und Ressourcen der Studierenden fokussiert werden. Deshalb könnte durch den Einsatz von Gesprächsführungstechniken das Gespräch positiv beeinflusst werden. Als Grundlagen für einen Reflexionsbogen sollen alternative Bögen verglichen werden und unterstützende Fragen für die Kompetenzentwicklung aufgeworfen werden. Am Ende des Kapitels soll ein Reflexionsbogen als Vorbereitung für das Kompetenzentwicklungsgespräch vorgestellt werden, der auf den erarbeiteten Aspekten dieser Arbeit basiert.

4.1 Der Begriff Kommunikation

Unter Kommunikation versteht man die Übertragung einer Information von einem Sender an einen Empfänger, also eine Art Reiz-Reaktions-Prozess (vgl. Widulle 2012: 23). Diese klassische Beschreibung von Kommunikation kann übersichtlich durch eine Grafik dargestellt werden (s. Abb. 11), die die Teilnehmer, den Informationsfluss und die Einflussfaktoren beschreibt. Dabei wird deutlich, dass es sich um eine *„wechselseitige, intentionale Verständigung und Beeinflussung über Sinn mithilfe symbolischer Zeichen wie Sprache oder nonverbaler Signale"* (ebd.) [Hervorhebung im Original] handelt.

Der Sprecher (Sender) sendet eine Nachricht an einen Empfänger mit einer bestimmten Absicht (Intention). Meist will der Sprecher eine bestimmte Reaktion erreichen. Der Sprecher verwendet ein gemeinsames Zeichensystem und codiert seine Nachricht. Dabei kann der Sprecher auf ein verbales (sprechen oder schreiben), paraverbales (stimmliche Parameter) oder nonverbales (Körpersprache) Zeichensystem zurückgreifen. Der Empfänger sollte diese Zeichen verste-

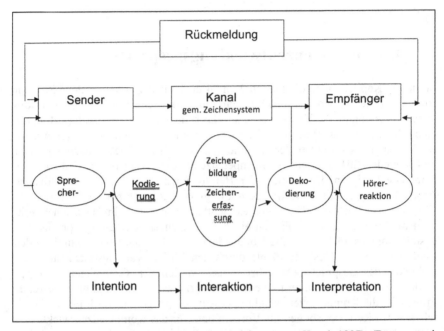

Abbildung 11: Kommunikationsmodell (in Anlehnung an Kegel 1997) (Büttner und
Quindel 2013: 12)

hen (dekodieren) können. Allerdings interpretiert der Empfänger eine Nachricht
immer auf individuelle Weise, was nicht deckungsgleich mit der Intention des
Senders sein muss. Der Hörer kann über die Rückmeldung an den Sender eine
Verständnissicherung einleiten (vgl. Büttner und Quindel 2013: 12–13).

Bereits im Schaubild werden mögliche Kommunikationsprobleme deutlich,
weil Kommunikation selten ausschließlich ein Informationsaustausch ist, sondern meist Erwartungen und Interpretationen die Interaktion beeinflussen. Dieses
Phänomen ist auch auf die Überlegungen zur Ermöglichungsdidaktik und zum
Konstruktivismus zu übertragen, denn auch in diesen Systemen funktioniert das
klassische Sender-Empfänger-Modell nicht:

> „Warum ist das Vermitteln von Wissen so erfolglos? Ein wesentlicher Grund hierfür
> ist das Missverständnis, dass es bei jedem Prozess im Wesentlichen darum geht, In-
> formationen von Kopf des Lehrenden oder Trainers in die Köpfe der Zuhörer zu trans-
> portieren, denn dasjenige, was der Sprecher produziert und an das Ohr des Zuhörers
> dringt, sind lediglich physikalische Ereignisse (Schalldruckwellen beim Hören), die als
> solche überhaupt keine Bedeutung haben. Vielmehr entsteht diese Bedeutung im Kopf
> des Zuhörers" (Roth und Lück 2010: 40).

Kommunikation unterscheidet sich durch den Einsatz in verschiedenen Kontexten. Im Unterschied zur Unternehmens- oder Marketingkommunikation geht es in dieser Arbeit um soziale Kommunikation. Der Begriff der sozialen Kommunikation stammt aus der Sozialen Arbeit. In der Sozialen Arbeit spielt die Beratung eine wichtige Rolle. Da das KEG auch beratende Anteile enthalten kann, sollen die Kennzeichen der sozialen Kommunikation aufgegriffen werden: Die soziale Kommunikation ist gekennzeichnet dadurch, dass sie

■ zwischen mindestens zwei Menschen stattfindet, die kognitiv und emotional autonom sind und unterschiedlich sozial und kulturell geprägt sein können.

■ Botschaften, Inhalte, Gedanken und Gefühle transportiert.

■ der Verständigung dient, die umso leichter gelingt, je ähnlicher sich die Erfahrungen, Wissensbestände und kulturellen Hintergründe der kommunizierenden Personen sind.

■ auch soziales Handeln wiederspiegelt, indem die Kommunikationspartner versuchen, sich gegenseitig zu beeinflussen (vgl. Widulle 2012: 23–24).

Der Kommunikationsbegriff wurde am Kommunikationsmodel erläutert. Das reflektierende Gespräch kann als ein Aspekt der sozialen Kommunikation betrachtet werden, deren Kennzeichen in Kompetenzentwicklungsgespräche einfließen sollten.

4.2 Funktion des reflektierenden Gesprächs

Gespräche haben je nach Kontext unterschiedliche Funktionen. Alltagsgespräche werden eingesetzt, um Wissen, Meinungen oder Einstellungen abzugleichen oder zu verändern. Durch Gespräche wird versucht, das eigene und das gemeinsame Handeln zu koordinieren. Zudem kann über das Gespräch der soziale Kontakt hergestellt oder aufrechterhalten werden. Im Gespräch kann ein Zugehörigkeitsgefühl zu einer sozialen Gemeinschaft entstehen. Im beruflichen Kontext der sozialen Arbeit haben handlungsbezogene Gespräche auch die Funktion, Probleme zu klären und / oder zu lösen und eine Veränderungsbereitschaft anzubahnen (vgl. Widulle 2012: 30). Das Gespräch in der Ausbildung oder im Studium hat zudem noch die beratende und reflektierende Funktion und ist damit auf reflektierende Gespräche am Studiengang Logopädie übertragbar:

„Das *Ausbildungs- und Lehrgespräch* ist Teil der Praxisausbildung in der Sozialen Arbeit. Damit werden Studierende in die Institution, ihre Aufgaben und andere praxisbezogene Themen eingeführt. Das Ausbildungsgespräch verbindet didaktische Anliegen

(Lernprozesse) mit beraterischen und reflektierenden Elementen" (Widulle 2012: 38) [Hervorhebung im Original].

Warum sind diese Gespräche wichtig? Entscheidende Prozesse beim Lernen spielen sich im Gehirn ab und sind somit nicht sichtbar. Um Unsichtbares sichtbar zu machen, bietet sich das Gespräch als ein Werkzeug der Transparenz an. Auf diese Weise können stille Prozesse für den Lehrenden (und häufig sicher auch für den Lernenden) transparent gemacht werden. Gemeinsam können so Bedürfnisse erfasst und Ressourcen aktiviert werden (vgl. Pallasch et al. 2008: 121).

4.3 Struktur des reflektierenden Gesprächs und Möglichkeiten der Gesprächsführung

Eine sorgfältige Gesprächsvorbereitung ist eine gute Basis für ein erfolgreiches Gespräch. Je besser ein Gespräch vorbereitet ist, desto mehr Kapazität bleibt frei, um ein Gespräch zu führen, um genau zuhören und gezielt nachfragen zu können. Zu einer guten Vorbereitung gehört auch, dass das Thema des Gesprächs klar ist, d.h. die Studierenden sind über die Ziele des Gesprächs (hier: Kompetenzentwicklungsgespräch) informiert. Wenn Ziele transparent sind, entsteht weniger Verunsicherung (vgl. Widulle 2012: 67–68). Studierende könnten beispielsweise einen Reflexionsbogen ausfüllen, der die Basis für das Gespräch darstellt. Durch diesen Bogen könnten Studierende – wie im Studiengang Logopädie – aufgefordert werden, die eigenen Lernbewegungen zu reflektieren. Die Lehrenden können wiederum den Studierenden eine Rückmeldung über ihre eigenen Beobachtungen geben.

Was ist ein erfolgreiches Gespräch? Im Rahmen des Studiums wäre ein Gespräch dann erfolgreich, wenn beide Gesprächspartner am Ende mit dem Gespräch zufrieden sind. Das bedeutet, es kommt zum Informationsaustausch, man erfährt Wertschätzung, stößt auf Veränderungsbereitschaft (Lehrende und Studierende) und erlebt Lernbewegungen z.B. durch Ressourcenaktivierung (vgl. Widulle 2012: 98).

Für das reflektierende Gespräch folgt diesen Phasen:

- Anfangsphase

- Informationsphase

- Argumentationsphase

- Beschlussphase

- Abschlussphase
  (vgl. Benien und Schulz von Thun 2010: 47)

Zunächst erfolgen die Kontaktaufnahme und der Beziehungsaufbau. Das Befinden der Studierenden wird durch die Lehrenden wahrgenommen und ernst genommen. Zudem wird ein gemeinsamer Kontext entwickelt, wie dieses Gespräch zu welchem Ziel ablaufen soll. In der Informationsphase werden Anliegen geklärt (vgl. Widulle 2012: 74–76). An dieser Stelle macht es Sinn, den Zweck des Reflexionsbogens noch einmal in den Fokus zu rücken. Bereits in der Vorbereitung auf das Gespräch und auch auf dem Bogen selbst sollte deutlich werden, dass die Reflexion der Kompetenzentwicklung das zentrale Thema des Gesprächs sein wird. In der Argumentationsphase sollen beide Gesprächspartner die Möglichkeit bekommen, eine eigene Perspektive entwickeln und verbalisieren zu können (vgl. Widulle 2012: 76). Um die Äußerungen eines Studierenden nachvollziehen zu können und um Gespräche wertschätzend, ressourcen- und zielorientiert zu lenken, eignen sich Gesprächsführungstechniken (s. Abb. 12).

Gegebenenfalls werden die Phasen 3-6 mehrmals durchlaufen, wenn mehrere Themen angesprochen werden. In dieser Phase sollte der Lehrende auch Emotionen der Studierenden aushalten und verbalisieren können. In der Beschlussphase werden Entscheidungen und Vereinbarungen getroffen. Ziel sind Neudeutungen und Ressourcenaktivierung. In der Abschlussphase können Studierende über die persönliche Stimmung, Ziele und das Gespräch reflektieren, der Lehrende fasst zusammen, welche Vereinbarungen getroffen wurden (vgl. Widulle 2012: 74–78).

Auch für die Nachbereitung sollte Zeit eingeplant werden, z.B. um Mitschriften zu ordnen. Dabei ist die Nachbereitung ebenso ein reflektorischer Vorgang und wichtig für den Lernprozess (bei Lehrenden und Studierenden):

„Die Nachbereitung, Evaluation und Reflexion von Gesprächen wiederum ist der Schlüssel für den Umgang mit Fehlern, für Korrekturen in einem Hilfeprozess und für persönlich-berufliches Lernen" (Widulle 2012: 81).

Wenn reflektierende Gespräche im Studienverlauf fest verankert sind, bieten sie Studierenden die Möglichkeit, niederschwellig mit Lehrenden ins Gespräch zu kommen. Möglich ist dann auch, persönliche Schwierigkeiten im Lernprozess zu thematisieren und mit dem Lehrenden nach einer Lösung zu suchen. Dabei ist die Lösung als Hilfe zur Selbsthilfe zu verstehen:

„Aus diesem Grund sollte der Lehrende in der Beratungssituation gemeinsam mit dem Studierenden und unter Berücksichtigung der individuellen Handlungsvoraussetzungen des Studierenden Lösungsmöglichkeiten erarbeiten, gedanklich durchspielen und prüfen. Der Studierende lernt so verschiedene Möglichkeiten kennen, entscheidet sich jedoch letztendlich selbst für die Lösungsmöglichkeit, die er für sich für am geeignetsten hält" (Macke et al. 2012: 148).

Gesprächsführungstechnik	Erläuterungen
aktives Zuhören	• das Gegenüber wahrnehmen • sich einfühlen • Blickkontakt halten
Paraphrasieren	• eine Aussage mit eigenen Worten wiederholen • der Sprecher kann den Inhalt daraufhin mit der eigenen Empfindung abgleichen und ggf. ergänzen
Spiegeln	• wahrgenommene Gefühle des Gegenübers spiegeln • z.B: "Das hat Sie sehr geärgert."
Nachfragen	• eine Aussage durch eine Nachfrage vertiefen
Zusammenfassen	• das Gehörte mit eigenen Worten zusammenfassen
offene Fragen stellen	• die zum Weiterdenken anregen • die Perspektiven eröffnen
direkte und persönliche Kommunikation	• "ich" statt "man" • Weichmacher vermeiden "eventuell", "vielleicht", "ein bisschen"

Abbildung 12: Gesprächsführungstechniken (vgl. Macke et al. 2012: 156)

Das Ziel des Gesprächs sollte nicht sein, Handlungsanweisungen zu geben, sondern die Kompetenzen der Studierenden zu unterstützen und ihre Fähigkeiten, Probleme zu lösen zu stärken (vgl. Macke et al. 2012: 150).

Der Lehrende sollte sich dem Studierenden gegenüber respektvoll, freundlich, einfühlsam und wertschätzend verhalten. Der Lehrende hat vor allem die Funktion, hilfreiche (im Sinne von unterstützend) Fragen zu stellen. Dieses Gespräch kann auch zum Anlass genommen werden, den Studierenden eine Rückmeldung zu geben. Hier könnten Stärken und Schwächen thematisiert werden. Keinesfalls sollte der Lehrende arrogant oder autoritär auftreten und den Studierenden abwerten, unter Druck setzen oder kränken (vgl. Macke et al. 2012: 154).

Bei der Literaturrecherche fällt auf, dass im Rahmen des Studiums das „Beraten" meist im Zusammenhang mit Problemen und Störungen gesehen wird. Macke et. al. erwähnt in diesem Zusammenhang die „Beratung zu Hausarbeiten, zu Referaten, Rückmeldungen zu Klausuren" (Macke et al. 2012: 147). Sinnvoll wäre, Gespräche auch unabhängig von Problemen der Studierenden durchzuführen, als implementiertes Instrument, um Kompetenzentwicklung zu reflektieren.

Am Studiengang Logopädie sind solche Gespräche implementiert. Die Studierenden haben in Einzelgesprächen mit Lehrlogopädinnen die Möglichkeit, ihre Kompetenzentwicklung zu reflektieren. Dies findet auf verschiedenen Ebenen und zu verschiedenen Zeitpunkten statt (siehe Einleitung). Im Rahmen dieser Arbeit wird das Gespräch fokussiert, das einmal im Jahr mit jeder Studierenden am Studiengang Logopädie stattfindet. Es bezieht sich auf theoretische und praktische Inhalte des zurückliegenden Jahres und wird mit einem Reflexionsbogen durch die Studierenden vorbereitet. Dieser Fragebogen ist als Vorschlag zu verstehen und soll den Einstieg in die Selbstreflexion erleichtern. Am Studiengang Logopädie wird das reflektierende Einzelgespräch mit den Studierenden im Team der Lehrlogopädinnen vorbereitet. Hier werden Eindrücke der Lehrenden gesammelt, die sich während der theoretischen und praktischen Ausbildung eingestellt haben. Diese Punkte werden den Studierenden im reflektierenden Gespräch zurückgemeldet. Das Gespräch wird von zwei Lehrlogopädinnen durchgeführt, wobei eine das Gespräch führt und die andere Protokoll schreibt. Diese Protokolle werden in der Akte der Studierenden abgelegt. Das Gespräch dauert in etwa 30 Minuten. Wichtige Informationen werden in der nächsten Team-Sitzung an das Team zurückgegeben.

Die Struktur des Kompetenzentwicklungsgesprächs wurde durch den Phasenverlauf dargestellt. Wichtig erscheint, dass der beratende Anteil des Gesprächs keine Handlungsanweisung, sondern eine Hilfe zur Selbsthilfe im Sinne der Unterstützung der Selbstorganisationsfähigkeiten darstellt. Gespräche können durch den Einsatz von Gesprächsführungstechniken positiv beeinflusst werden, weil die Studierenden dadurch Wertschätzung erfahren, ihre Perspektive weiten und vorhandene Ressourcen aktivieren können. Da jede Studierende andere Lernbewegungen zeigt und eine eigene Lernbiografie mitbringt, kann es keinen vorher festgelegten Gesprächsausgang geben. Mit dieser Unsicherheit müssen Lehrlogopädinnen umgehen. Das nächste Kapitel setzt sich mit zwei unterschiedlichen Reflexionsbögen auseinander. Diese Bögen dienen zur Gesprächsvorbereitung und als roter Faden für das reflektierende Gespräch. Zudem wird auf Basis der Wirksamkeitsannahme bestimmter Fragestellungen ein Vorschlag für einen neuen Reflexionsbogen gemacht.

4.4 Der Einsatz von Reflexionsbögen im Kompetenzentwicklungsgespräch

4.4.1 Gesprächsvorbereitung mit BEvaKomp

„Reflexion muss geübt werden" (Greif 2008: 101): Studierende benötigen also Anleitung und Übung, um Selbstreflexionen zu lernen. Hilfreich ist dabei ein roter Faden in Form eines Reflexionsbogens, der durch bestimmte Fragen den Weg bereitet. Gleichzeitig gibt der Bogen die Inhalte des reflektierenden Gesprächs vor. Durch diese Transparenz erscheint ein Gespräch mit Lehrenden möglicherweise weniger bedrohlich.

Die konstruktivistische Didaktik geht davon aus, dass Wissen nicht vermittelt werden, sondern Lernen ausschließlich ermöglicht werden kann. Das Ziel eines konstruktivistischen Lernarrangements muss deshalb sein, dem Lernenden eine selbstgesteuerte Lernbewegung zu ermöglichen (vgl. Stary 2006: 3). Das reflektierende Gespräch und auch die Vorbereitung darauf eröffnen diesen Raum. Da die Kompetenzentwicklung der Studierenden das übergeordnete Ziel darstellt, sollten im reflektierenden Gespräch diese Kompetenzen abgefragt werden. Derzeit dient am Studiengang bei der Entwicklung der Fragen das Berliner Evaluationsinstrument für selbsteingeschätzte studentische Kompetenzen (BEva-Komp). Dieses Instrument wurde entwickelt, um die Studierenden darin zu unterstützen, die eigene Entwicklung durch eine Lehrveranstaltung einschätzen zu können. Die Studierenden beantworten nach Abschluss einer Lehrveranstaltung je 1-6 Fragen zu den Bereichen

- Fachkompetenz:
  z.B.: „Ich kann wichtige Begriffe/Sachverhalte aus der Lehrveranstaltung wiedergeben."

- Methodenkompetenz:
  z.B. „Ich kann durch diese effektiver nach Informationen suchen."

- Präsentationskompetenz: Initiale Filterfrage, ob ein Referat gehalten wurde – wenn nein, dann wird hier keine Frage beantwortet.
  z.B. „Aufgrund der Lehrveranstaltung kann ich Präsentationen abwechslungsreicher gestalten."

- Kommunikationskompetenz: Initiale Filterfrage, ob der Studierende sich mit Wortbeiträgen an der Lehrveranstaltung beteiligt hat – wenn nein, dann wird hier keine Frage beantwortet.
  z.B. „Durch den Besuch dieser Lehrveranstaltung gelingt es mir besser, meine Wortbeiträge auf den Punkt zu bringen."

▪ Kooperationsfähigkeit: Initiale Filterfrage, ob der Studierende länger als 2 Wochen mit anderen Studierenden zusammengearbeitet hat – wenn nein, dann wird hier keine Frage beantwortet.

z.B. „Ich habe mich an die Absprachen der Arbeitsgruppe dieser Lehrveranstaltung gehalten."

▪ Personalkompetenz:

z.B. „Jetzt finde ich das Thema interessanter als zu Beginn der Lehrveranstaltung." (vgl. Braun 2008: 81–82)

Bisher wird am Studiengang Logopädie in Erlangen mit diesem Instrument gearbeitet. Die Studierenden bearbeiten die leicht modifizierten BEvaKomp-Fragen zur Gesprächsvorbereitung. Die Studierenden melden im Gespräch sehr häufig zurück, große Schwierigkeiten bei der Beantwortung der Fragen gehabt zu haben. Die Diskrepanz entsteht wahrscheinlich dadurch, dass das Instrument ursprünglich für die Selbsteinschätzung bezüglich EINER Veranstaltung entwickelt wurde. Am Studiengang Logopädie werden die Fragen auf ein ganzes Jahr mit theoretischen und praktischen Einheiten ausgeweitet. Einzelne, spezifische Fragen können aber häufig nicht auf verschiedene Veranstaltungen abzielen, denn in der einen Veranstaltung wurde vielleicht ein Referat gehalten, in einer anderen aber nicht. Das Instrument scheint also für das jährliche Kompetenzgespräch nicht passgenau zu sein.

4.4.2 Gesprächsvorbereitung in Anlehnung an Kersten Reichs Methodenpool

Reich (2007) entwickelte unter der bildlichen Vorstellung von „Landschaften" Kriterien, mit Hilfe derer Studierende ihre Lernbewegung reflektieren können. Reich versteht dieses Sinnbild als eine Wanderung durch die Landschaften des eigenen Lernens (vgl. Reich 2007). Stary (2006) bezieht sich auf diese Bilder und versucht, von ihnen Leitfragen abzuleiten. Dabei analysiert er 9 der 18 Landschaften, wovon hier 8 herausgegriffen werden, die die Reflexion des Lernprozesses ermöglichen. Zudem wird versucht – anhand der Beschreibungen der Kompetenzen aus Kapitel 2.2 – diese Landschaften bzw. Leitfragen zu den verschiedenen Kompetenzbereichen zuzuordnen (s. Abb. 13).

Die Fragen umfassen nicht im ausreichenden Maße die wichtigen Aspekte des Studiums wie berufsorientierte Handlungskompetenz oder auch die Fachkompetenz. Einige Elemente, die nach der Personalkompetenz fragen, sollen aber aufgegriffen werden. Vor allem der ressourcenorientierte Blick im Sinne der Neubewertung einer Situation erscheint wertvoll. Insgesamt erscheint der Bereich der Fragen nach der Personalkompetenz jedoch zu groß, andere Aspekte fehlen, so dass im nächsten Kapitel über einen neuen Bogen nachgedacht wird.

	dieser Bereich fragt nach:
Wege der Konstruktion	
• Welche Lernmethoden haben Sie während des Studiums bisher eingesetzt? • Welche Methoden haben Sie schätzen gelernt und warum? • Welche Methoden dominieren in Ihrer Arbeit?	➜ Methodenkompetenz
Methodische Hügel	
• Welche Lernmethoden haben Sie in Ihrem Studium als besonders erfolgreich wahrgenommen? • Haben Sie in der Universität (im Vergleich zu Gymnasium) *neue* Methoden des Lehrens und Lernens erproben können?	➜ Methodenkompetenz
Häuser der Rekonstruktion	
• Konnten Sie theoretisches Wissen mit Ihrem Handeln in der Praxis verknüpfen?	➜ Fachkompetenz
Felder der Routinen	
• Welche Routinen des Lernens kennen Sie? • Wobei helfen sie Ihnen? • Haben Sie die Erfahrung gemacht, dass solche Routinen auch blockieren können?	➜ Personalkompetenz
Wellen der Begeisterung	
• Gab es Momente der Begeisterung in Ihrem Studium, die aus der Begegnung mit bestimmten Inhalten oder einer bestimmten Person oder einer bestimmten Lehr- und Lernsituation resultierten? Beschreiben Sie solche Momente!	➜ Personalkompetenz
Klippen des Scheiterns	
• Haben Sie Momente des Scheiterns in Ihrem Studium erlebt? Haben Sie vor einer Aufgabe resigniert? • Konnten Sie aus diesen Erfahrungen positive Konsequenzen für Ihr Lernen ziehen? Wenn ja, welche?	➜ Personalkompetenz
Winde der Wahrnehmung	
• Gab es in Ihrem Studium Situationen, die Sie innehalten ließen; die Sie nachdenklich gemacht haben; die Sie als Störung Ihres bisherigen Denkens und Handelns empfunden haben? Wenn ja, beschreiben Sie diese!	➜ Personalkompetenz
Wiesen des Ideenreichtums	
• Haben Sie während Ihres Studiums auch Anregungen erhalten, die Ihre Kreativität förderten bzw. forderten? Nennen/beschreiben Sie Beispiele!	➜ Personalkompetenz

Abbildung 13: Reflexion und Kompetenz (eigene Darstellung in Anlehnung an: Stary 2006: 4–6)

Unterstützende Fragen für die Kompetenzentwicklung

Wenn das Ziel des Gespräches ist, die Kompetenzentwicklung zu unterstützen, erscheint es sinnvoll, Fragen vorzugeben, die genau diese Bewegung unterstützen. Hinsichtlich der unterschiedlichen Kompetenzbereiche erscheinen die Methodenlandschaften nach Reich (2007) zu einseitig mit Schwerpunkt auf der Personalkompetenz. Mit den Fragen im Vorschlag von Braun (2008) haben die

Studierenden Schwierigkeiten, weil sie auf eine einzelne Veranstaltung zugeschnitten sind. Dass die Beschäftigung mit bestimmten Fragen bereits kompetenzentwickelnd wirken kann, wurde in Kapitel 3.4 dargestellt. Weil der Inhalt bzw. die Funktion des Gesprächs transparent werden, die Selbstreflexionstätigkeit eingeübt wird und das Gespräch durch den Bogen eine Struktur erhält, erscheint es sinnvoll, an gesprächsvorbereitenden Bögen festzuhalten (siehe Kapitel 4.3). Wenn das Ziel Kompetenzentwicklung ist, sollten Fragen gefunden werden, die eine Auseinandersetzung mit der eigenen Lernbewegung im Sinne von Kompetenzentwicklung ermöglichen. Hier wird auf die Überlegungen der vorangegangenen Kapitel zurückgegriffen. Die Fragen sollen:

- Emotionen ansprechen: In Situationen, in welchen Lernende auf der emotionalen Ebene angesprochen werden, wird das Wissen „emotional imprägniert" (Erpenbeck und Sauter 2016: 184). Gerade durch Labilisierungsprozesse gelingt Lernen nachhaltig, weshalb nach Erfahrungen gefragt werden sollte, die als Herausforderung empfunden worden waren. Schließlich spielt die eigene Biografie die entscheidende Rolle, an welcher Stelle Erfahrungen angeknüpft werden (vgl. Siebert 2011a: 24–25, siehe Kapitel 2.5).

- Ressourcen aktivieren: Im Gespräch soll Raum dafür sein, dass Studierende ihre Stärken reflektieren können. Dazu gehören auch Strategien, wie vormals schwierige Situationen gemeistert wurden. Dieses Bewusstmachen der Strategien trägt zur Stabilisierung bei. Insgesamt soll dieses Gespräch auch den Aspekt „Hilfe zur Selbsthilfe" (Macke et al. 2012: 148) bekommen. Wenn der Zugang zur Selbstreflexion erschwert ist, kann die Überlegungen der Handlungsalternativen entlastend wirken. Dabei können sich Studierende daran orientieren, was schon gelungen ist. Die Perspektive spielt dabei eine wichtige Rolle: Bei lösungsorientierten Fragen erfolgt der Zugang über Ressourcen und positive Erfahrungen (vgl. Widulle 2012: 120 und siehe Kapitel 4.3).

- Selbstreflexion fördern: Im Sinne des Clinical Reasonings müssen im Handlungsfeld der Logopädie Denk- und Entscheidungsprozesse reflektiert werden, um den Patienten die bestmögliche Behandlungsoption anbieten zu können. Dazu gehört auch die Fähigkeit, eigene Grenzen zu erkennen (vgl. Beushausen 2013: 14). Zudem können durch den Blick auf die gemachten Erfahrungen und die Selbstevaluation des Lernens neue Erkenntnisschritte im Hinblick auf das selbstgesteuerte Lernen ausgelöst werden (vgl. Siebert 2011a: 123 und siehe Kapitel 3.1.3).

- Wertschätzung erlebbar machen: Wertschätzung kann Stabilität geben und die Ressourcenaktivierung unterstützen. Im wohlwollenden Kontext gelingt es den Studierenden leichter, an die eigenen Stärken anzuknüpfen als im kontrollierend-kritischen Umfeld (vgl. Macke et al. 2012: 154 und siehe Kapitel 4.3).

■ Motivation entstehen lassen: Studierenden sollten im Gespräch selbstgesteuert eigene Ziele entwickeln, die sie im nächsten Jahr fokussieren wollen. Eigenständig formulierte Ziele motivieren Lernende mehr, als vorgegebene. Auch hier ist der emotionale Zugang aufgrund gemachter Erfahrungen relevant für den Grad der Motivation (vgl. Siebert 2011a: 29 und siehe Kapitel 2.5).

4.4.3 Vorschlag für einen Reflexionsbogen

Im Folgenden wird versucht, die verschiedenen Kompetenzbereiche abzubilden (vgl. Brall 2010), die berufsvorbereitende Orientierung einfließen zu lassen (siehe Kapitel 2.6) und die Fragen nach den Aspekten der Aktivierung und Unterstützung zu formulieren (siehe Kapitel 4.4.3). Da die Reflexionsfähigkeit dem Bereich der Personalen Kompetenz zuzuordnen ist (siehe Kapitel 3.3), verwundert es nicht, dass Fragen aus diesem Bereich etwas überrepräsentiert sind. Das Ergebnis ist ein Reflexionsbogen, der künftig bei den Kompetenzentwicklungsgesprächen zum Einsatz kommen und den alten Bogen, der stark an den Vorschlägen von Braun (2008) orientiert ist, ersetzten könnte. Der Bogen beginnt mit zwei Fragen zur beruflichen Handlungskompetenz in Bezug auf das Clinical Reasoning und die Evidenzbasierte Praxis (siehe Kapitel 2.6). Bei der Frage nach der Fachkompetenz wird die Übertragung von theoretischem Wissen auf die praktische Tätigkeit hinterfragt. Diese Lernbewegung stellt den entscheidenden Schritt von Wissen zur Kompetenz dar (siehe Kapitel 2.5). Im Rahmen des Studiums kann auch Lernberatung Thema der Beratung sein. Aus diesem Grund soll hinterfragt werden, ob die Studierende für sich passende Möglichkeiten gefunden hat, sich in den Lernprozess zu begeben oder ob eine vertiefte Beratung über das reflektierende Gespräch hinaus empfehlenswert erscheint. Thema ist bei dieser Frage die persönliche Präferenz bestimmter Methoden mit dem Wissen, dass aktuelle Lernbewegungen eng mit der bisherigen Lerngewohnheit zusammenhängen. Gleichzeitig soll die Perspektive auf bisher vielleicht ungewohnte oder neue Methoden gerichtet werden. Das übergeordnete Ziel ist es, dass Studierende ihren Lernprozess selbstorganisiert vollziehen können und gegebenenfalls an dieser Stelle auch Ermutigung dazu erfahren können (siehe Kapitel 2.4). Die Frage zur Sozialkompetenz zielt auf die Fähigkeit zur Kooperation ab. In den verschiedenen Therapieprozessen arbeiten immer zwei Studierende als Tandem zusammen. Dabei übernimmt eine Studierende die Rolle der Therapeutin

Reflexionsbogen für das Kompetenzentwicklungsgespräch

Berufliche Handlungskompetenz

1. Im Sinne des Clinical Reasonings müssen therapeutische Denk- und Entscheidungsprozesse begründet und beurteilt werden können. Wie gelingt Ihnen das Clinical Reasoning im Einzelfall? Was erleben Sie dabei als hilfreich?

2. Wir versuchen, unseren Patienten optimal zu versorgen. Dabei beziehen wir uns auf die Evidenzbasierte Praxis. Wie schätzen Sie Ihre Fähigkeit zu evidenzbasiertem Handeln ein? Wodurch wird diese Einschätzung in der praktischen Arbeit sichtbar?

Fachkompetenz

3. Wie gut gelingt es Ihnen, theoretische Inhalte in die logopädische Praxis mit Patienten zu übertragen? Was hilft Ihnen dabei?

Methodenkompetenz

4. Welche Lernmethoden haben Sie bisher in Ihrem Studium als besonders erfolgreich wahrgenommen? Haben Sie bisher an der Universität neue Methoden des Lernens erproben können?

5. Wie gelingt es Ihnen, Ihr Lernen selbst zu organisieren und an gegebenen Stellen vertieft nachzuforschen?

Sozialkompetenz

6. Wann war die Kooperation mit anderen besonders wertvoll? Wie gelingt die Kooperation mit anderen
   a) als Co-Therapeutin   b) im Kurs

Personale Kompetenz

7. Welcher Bereich Ihres Studiums interessiert Sie besonders und warum?

8. Welche Bereiche mussten sie sich besonders hart erarbeiten? Was hat Ihnen dabei geholfen, die Herausforderung zu meistern und sich dem Thema zu nähern?

9. Auf welche Ressource, die Sie im Rahmen des Studiums nutzen können, können Sie sich bei sich selbst immer verlassen?

10. Was ist Ihnen im Rückblick auf das letzte Jahr besonders gut gelungen?

11. Mit welchen Gedanken und Gefühlen blicken Sie auf das nächste Jahr? Gibt es etwas, das Sie sich vorgenommen haben?

Ergänzungsfrage zur Kompetenzmessung

12. Wie schätzen Sie Ihren Kompetenzgewinn durch dieses Gespräch ein?

Abbildung 14: Reflexionsbogen für das Kompetenzentwicklungsgespräch (eigene Darstellung)

und eine die Rolle der Co-Therapeutin, die die Therapeutin unterstützt, Stundenprotokolle erstellt, organisatorische Aufgaben und ggf. die Beratung Angehöriger übernimmt. Für einen reibungslosen Prozessablauf müssen Absprachen getroffen, Termine eingehalten und in Diskussionen Einigung erzielt werden. Zudem sollen die Studierenden über ihre Fähigkeit zur Teamarbeit im Kurs (je 16 Studierende pro Kurs über 7 Semester) reflektieren. Diese Lernformen werden den kollaborativen Settings zugeordnet und stellen ein ermöglichungsdidaktisches Angebot zur Kompetenzentwicklung dar (siehe Kapitel 2.4). Bei den Fragen zu personalen Kompetenz soll erreicht werden, dass Studierende Interessen verbalisieren, eigene Ressourcen aktivieren, Perspektiven entwickeln und ggf. auch Sorgen versprachlichen (siehe Kapitel 2.5 und 4.3). Die letzte Frage könnte ergänzt werden, wenn im Rahmen weiterer Forschung, der Kompetenzzuwachs durch das reflektierende Gespräch gemessen werden soll. Hier könnte noch eine Skalierung eingearbeitet werden (siehe Kapitel 5 und Abb. 14).

5 Die Messbarkeit der Kompetenzentwicklung

Nachdem geklärt wurde, dass das reflektierende Gespräch die Kompetenzentwicklung unterstützen kann (3.4), muss weiterhin geklärt werden, ob und wie Kompetenzentwicklung messbar ist. Damit wird abschließend Frage 5 bearbeitet: Wie kann überprüft werden, ob durch das reflektierende Gespräch Kompetenzentwicklung ermöglicht wird? Leider ist die Kompetenzmessung noch lange nicht so weit entwickelt wie das klassische Zensuren-System, obwohl geklärt ist, dass Kompetenzerfassung andere Rahmenbedingungen benötigt als das Notensystem:

> „Sowohl der Theoriebildung als auch der bisherigen Praxis betrieblichen Kompetenzmanagements fehlt es bislang an Instrumenten und Verfahren, juristisch abgesicherte Kompetenzeinschätzungen vorzunehmen, die für Transfer, Nutzung und Weiterentwicklung von Kompetenzen von wesentlicher Bedeutung für das Unternehmen und die Mitarbeitenden wären. Das gilt für den schulischen wie hochschulischen Bereich natürlich umso mehr" (Erpenbeck und Sauter 2016: 149).

Die Kompetenzentwicklung ist eingebettet in das gesellschaftliche System. Siebert (2011) schreibt von den vielen Faktoren, die die Wirksamkeit von Erwachsenenbildung beeinflussen:

- gesetzliche Vorgaben der Politik

- Qualifikationsanforderungen der Wirtschaft

- ein motivierendes oder demotivierendes Schulsystem

- das kulturelle System mit Normen und Werten

- Massenmedien, die lebenslanges Lernen ermöglichen oder beeinträchtigen

- persönliche Interessen und Lebenspläne

- persönliche Hoffnungen und Befürchtungen (vgl. Siebert 2011a: 166).

Durch die vielen Faktoren, die die Wirksamkeit von Erwachsenenbildung beeinflussen, bleibt die Frage, wie Kompetenzentwicklung dann gemessen werden könnte. Dabei ist man häufig sehr nachdrücklich sozialisiert in Hinblick auf Prüfungen und Zensuren. Wenn man die Definition von Kompetenz als selbstorganisierte Handlungsfähigkeit annimmt, müssen andere Messverfahren angelegt werden, auch wenn dies das Verlassen des vertrauten Terrains bedeutet. Erpenbeck und Sauter (2013) zeichnen ein negatives Bild, wenn sie konstatieren:

„Es verunsichert die Lernenden, die Zensuren für Gedächtnisleistungen bevorzugen, die Eltern, die keine klaren Besser-Schlechter-Vergleichsmaßstäbe mehr haben, die Lehrer, deren Geschäft dadurch deutlich erschwert wird – vor allem aber die unterschiedlichsten Bildungsinstitutionen, von den Schulen bis zu den Ministerien und den europäischen Validierungsinstanzen, die lieber das Unsinnige genau als das Sinnvolle, den kreativen selbstorganisierten Wissensaufbau, ungenauer zertifiziert wissen wollen" (Erpenbeck und Sauter 2013: 31).

Die bisherigen Überlegungen zur Kompetenzentwicklung, die aus der konstruktivistischen Perspektive auf Aneignungsprozesse blicken, machen deutlich, dass für die Kompetenzentwicklung Wissen zwar nötig aber nicht hinreichend ist. Wissen wird je nach Biografie unterschiedlich erschlossen, aufgenommen und verknüpft. Somit ist schon das Abprüfen von Wissen eine Herausforderung. Die Messung von Kompetenzentwicklung benötigt andere Settings:

„Kompetenzen sind nicht direkt prüfbar, sondern nur aus der Realisierung der Fähigkeiten, aus der Handlungsausführung erschließbar und bewertbar. Kompetenzen umfassen immer auch notwendiges Wissen. Sie umfassen aber wesentlich mehr als dieses, schließen es in verfügungs- und handlungsentscheidende Beziehungen ein. Sie bringen eben im Unterschied zu anderen Konstrukten wie z.B. Qualifikation stets die Selbstorganisationsfähigkeiten konkreter Persönlichkeiten ins Spiel" (Heyse 2007: 22).

Kompetenzmessung unterteilt sich in:

■ quantitative Verfahren: Hier werden objektive Kompetenzmessverfahren eingesetzt, die eine Kompetenzbeobachtung von außen ermöglichen. Häufig werden Persönlichkeitstests verwendet, um die Effektivität oder Eignung einer Arbeitskraft darstellen zu können (vgl. Erpenbeck und Rosenstiel 2007: XXVII).

■ qualitative Verfahren: Man geht davon aus, dass Menschen nicht objektiv betrachtet werden können, weil sie ein geschlossenes, autonomes System darstellen und auch ein Beobachter oder Prüfer niemals tatsächlich objektiv sein kann. Deshalb werden subjektive Kompetenzbeschreibungen vorgezogen, die den Blick von innen im Sinne von Selbst- aber auch Fremdeinschätzungen ermöglichen (vgl. ebd).

■ hybride Verfahren, die quantitative und qualitative Elemente mischen: Dabei werden Kompetenzen skaliert abgefragt. Hier wird beispielsweise Teamfähigkeit auf einer Skala von 1 bis 10 (1 = kaum ausgeprägt, 10 = übertrieben ausgeprägt) von der betreffenden Person selbst und von Kollegen oder Führungskräften eingeschätzt (vgl. Erpenbeck und Sauter 2013: 65). Persönlichkeitstest sind zwar objektiv, es ist aber strittig, ob der Rückschluss von Persönlichkeitsmerkmalen auf die Handlungsfähigkeit zulässig ist. Deshalb gelten hybride Verfahren inzwischen als Mittel der Wahl.

- komparative Beschreibungen (wie die Kompetenzbiografie)

- simulative Bedingungen (z.B. bei Flugsimulatoren)

- observative Erfassung (z.B: durch Arbeitsproben)
  vgl. Erpenbeck und Rosenstiel 2007: XXX)

In dieser Arbeit bezieht sich die Autorin auf ein qualitatives Verfahren durch den Einsatz eines Reflexionsbogens, der nicht skaliert ist. Durch die Auseinandersetzung mit sich selbst können sich Studierende stärker mit den Ergebnissen von Lernen und Arbeiten identifizieren und sind dadurch auch motiviert, Veränderungsprozesse einzuleiten (vgl. Erpenbeck und Sauter 2016: 152). Die Studierenden sollen im Rückblick das eigene Handeln reflektieren und damit die Kompetenzentwicklung transparent machen. Die vorgestellten Fragen sollen das Gespräch flankieren. Zudem bekommen die Studierenden zu einzelnen Punkten auch Rückmeldungen durch die Lehrlogopäden: „Dies ermöglicht es, eine realistische Einschätzung zu erhalten und Ansätze zur individuellen Kompetenzentwicklung abzuleiten" (Sauter 2016: 18).

Ziele der Kompetenzmessung können also sein:

- den eigenen Entwicklungsstand zu reflektieren,

- sich an (hochschulischen oder beruflichen) Anforderungen zu orientieren in Hinblick auf die Weiterentwicklung,

- Perspektiven herzustellen,

- und Kompetenzen zur Selbstorganisation zu entwickeln
  (vgl. Sauter 2016: 3).

Entscheidend ist zudem, welche Kompetenzbereiche überprüft werden sollen. Fach- und Methodenkompetenzen können in einer schriftlichen Prüfung unter Berücksichtigung der Taxonomie von Bloom gemessen werden, z.B. im Sinne von Fallbeispielen, die beurteilt und für die Handlungsalternativen herausgearbeitet werden sollen. Soziale Kompetenzen lassen sich hingegen nur in der Interaktion mit anderen sinnvoll einschätzen. Die Personalkompetenzen wiederum sind vor allem durch den Ermöglichungsrahmen der Innenschau auch für Außenstehende sichtbar zu machen. Der vorgeschlagene Reflexionsbogen bietet die Rückschau auf Teilaspekte der verschiedenen Kompetenzbereiche. Eine objektivierbare Kompetenzgewinnerfassung gelingt damit nicht.

6 Beantwortung der Fragestellungen

In dieser Arbeit wurde gezeigt, dass das reflektierende Gespräch die Kompetenz-entwicklung unterstützen kann (Frage 1). Dabei ist es einerseits sinnvoll, bereits im Studium die Studierenden in der Reflexion über Denk- und Entscheidungs-prozesse in der therapeutischen Arbeit zu unterstützen und gleichzeitig an die Evidenzbasierte Praxis im Sinne der Handlungsorientierung anzuknüpfen, weil diese beiden Elemente für die logopädische Tätigkeit entscheidend sind. Neben den Basiskompetenzen sollten also berufsbezogene Kompetenzen wie die An-wendung des Clinical Reasonings und die Arbeit in Anlehnung an die Evidenz-basierte Praxis bereits im Studium fokussiert werden (Frage 3). Durch wertschät-zende Gesprächsführungstechniken und lösungsorientierte Fragen kann das Kompetenzentwicklungsgespräch positiv beeinflusst werden, damit Studierende ihre Ressourcen aktivieren und Perspektiven herausarbeiten können (Frage 2). Durch den Einsatz eines Reflexionsbogens mit vorbereitenden Fragen können Ängste und Unsicherheiten auf der Seite der Studierenden verringert werden. Zudem wird der Fokus auf die Reflexion der eigenen Kompetenzentwicklung gelenkt (Frage 4). Die kombinierte Selbst- und Fremdbeobachtung zählt zu den qualitativen Kompetenzmessverfahren. Da das Ziel die Einschätzung der Lern-bewegung der Studierenden ist, die ihre Handlungen reflektieren und ggf. neu ausrichten sollen, macht diese Innenschau vollkommen Sinn, vor allem dann, wenn der Blick auf sich selbst durch die Außensicht des Lehrlogopäden ergänzt wird, was einen Abgleich ermöglicht. In dieser Arbeit wurde auf die Skalierbar-keit der Fragen im Sinne eines hybriden Verfahrens verzichtet, weil nicht der Bogen analysiert werden sollte, sondern der Ermöglichungsrahmen des reflektie-renden Gesprächs. Damit ist die Kompetenzentwicklung nicht objektiv nach-weisbar. Es wird aber angenommen, dass in Form von mündlichen und schriftli-chen Prüfungen weiterhin Kompetenzentwicklung gemessen wird, so dass die subjektive Beurteilung der Studierenden als Ausnahme von der Regel sogar wünschenswert erscheint und eine weitere Perspektive darstellt (Frage 5). Ergän-zend könnten die Studierenden am Ende des Gesprächs dazu befragt werden, ob sich durch die Vorbereitung auf das Gespräch und das Gespräch selbst die Ein-schätzung der eigenen Kompetenzen verändert hat. Diese Frage könnte man empirisch auswerten, was aber über diese Arbeit hinausgeht.

7 Fazit

Der Ermöglichungsrahmen von Kompetenzentwicklung und Kompetenzmessung benötigt einen hohen zeitlichen, räumlichen und personellen Aufwand, um Bedingungen anbieten zu können, in denen wahrhaft Kompetenzen entstehen können und nicht nur Wissen generiert wird. Der Nutzen dieser veränderten Lernumgebung ist offenkundig: Menschen werden begleitet hin zu einem selbstverantwortlichen Handeln im Beruf, aber vor allem in der Gesellschaft.

Die Struktur, regelmäßig und deshalb frühzeitig mit Studierenden ins Gespräch zu kommen, kann helfen, dass Misserfolge nicht als Muster attribuiert werden, im Sinne der „self-fulfilling profecies". Durch Rückmeldungen der Lehrlogopäden kann ein vermeintlicher Misserfolg möglicherweise anders betrachtet und verortet werden.

Grundsätzlich ist der Perspektivenwechsel, der erfolgt, wenn man sich der eigenen Lernbewegung zuwendet, eine berufsvorbereitende Maßnahme. Auch in der Tätigkeit als Logopädin ist es notwendig, die Perspektive immer wieder zu wechseln, um eigene, aber auch die Ziele von Patienten und / oder Angehörigen fokussieren zu können. Im Sinne des Clinical Reasonings kann es bei der Behandlung eines Patienten mehrmals notwendig sein, sich neu auszurichten. Damit ist das reflektierende Gespräch als Übung zur Reflexion über Vergangenes und zur Zielformulierung von Zukünftigem im Studium sinnvoll verankert.

Die Evidenzbasierte Praxis antwortet auf die Forderungen der Krankenkassen, möglichst effizient zu arbeiten. Der demographische Wandel wird zur Folge haben, dass die Menschen älter werden. Damit steigt auch die Zahl der neurologischen Erkrankungen und damit die Kosten für die Krankenkassen. Aus Verantwortung den Patienten gegenüber aber auch aus Überlegungen zur Wirtschaftlichkeit sollten Logopädinnen in der Lage sein, Methoden auszuwählen, für die externe Evidenzen existieren, die deren Wirksamkeit nachweisen können. Der kompetente Umgang mit der Evidenzbasierten Praxis sollte Bestandteil des Logopädiestudiums sein, damit der Aspekt der Wirksamkeit auch später bei der Methodenauswahl ausreichend berücksichtigt wird. Aus diesen Gründen sollte dieser Aspekt im KEG abgebildet werden.

Die Erfahrung von Supervision und Selbstreflexion im Studium kann möglicherweise helfen, ein Bewusstsein dafür zu entwickeln, wie hilfreich der Austausch sein kann. Hier könnten später Formen der kollegialen Supervision greifen. Im günstigsten Fall werden diese Angebote fortlaufend genutzt, nicht erst in der Krise.

Das Gespräch zu suchen, über das eigene Tun zu reflektieren, kann ein prophylaktisches Mittel gegen ein Burnout-Syndrom sein. Gerade in therapeutischen

Berufen sind reflektierende Gespräche als psycho-hygienische Maßnahmen wertvoll. Es ist entscheidend, den Bezug zum eigenen Befinden nicht aus dem Blick zu verlieren und ggf. entsprechende Handlungen abzuleiten. Sicherlich haben reflektierende Gespräche auch schwierige Anteile. Möglicherweise beantworten Studierende die Fragen nach der sozialen Erwünschtheit. Sie antworten so, wie sie denken, dass es von ihnen erwartet wird. Dieses Phänomen könnte etwas abgeschwächt werden, wenn das Ziel des Gesprächs den Studierenden transparent gemacht wird. Dabei muss deutlich werden, dass es sich um die persönliche Einschätzung handelt, die weder positiv noch negativ gewertet werden wird. Durch die wertschätzende Rückmeldung durch die Lehrlogopäden und aktivierende Gesprächsführungstechniken kann versucht werden, eine für die Studierenden angenehme Atmosphäre zu schaffen, in der ein vertrauensvoller Austausch möglich wird.

Ein weiterer Nachteil ist die Tatsache, dass die Kompetenzentwicklung, die durch das reflektierende Gespräch oder die Vorbereitung darauf eintritt, nicht objektiv messbar ist. Hier sind weitere empirische Studien nötig, die Kompetenzentwicklung beispielsweise mit einem skalierten Reflexionsbogen messen. Ein Ansatzpunkt könnte hier sein, die Studierenden nach ihrem subjektiven Eindruck in Bezug auf ihre Kompetenzentwicklung durch das reflektierende Gespräch zu befragen.

Sehr wichtig erscheint in diesem Zusammenhang, dass der Selbstreflexion eine Doppelfunktion zukommt: Sie ist selbst eine Kompetenz und kann gleichzeitig helfen, andere Kompetenzbereiche zu entwickeln. Das bedeutet vor allem: Selbstreflexion benötigt Übung. Wie aufgezeigt wurde, gibt es während des Logopädiestudiums viele reflektierende Gespräche. Es ist nicht von Anfang an eine Selbstreflexionsfähigkeit auf höchstem Niveau zu erwarten. Es bedarf kleiner Schritte und im Sinne der Ermöglichungsdidaktik Gelegenheiten, um sich zu erproben.

Das Schlusszitat stammt von Werner Sauter, der die Wichtigkeit der Fähigkeit zur Selbstreflexion in Verbindung mit Fremdeinschätzung für die berufliche Zukunft hervorhebt. Daraus ergibt sich die Verpflichtung, diese Fähigkeit bereits im Studium oder der Berufsausbildung zu fokussieren. Das reflektierende Gespräch könnte dafür ein Baustein sein:

„Selbsteinschätzungen in Verbindung mit Fremdbewertungen werden im Zuge der Entwicklung zu selbstorganisierten Lernprozessen zukünftig erheblich an Bedeutung gewinnen, weil sie die Voraussetzung für die Kompetenzentwicklung bilden. Nur wer sich selbst in seinen Stärken und Schwächen angemessen wahrzunehmen vermag, wird sein Handeln selbst regulieren und auch bei Mitarbeitern und Kollegen Stärken und Schwächen differenziert erkennen können" (Sauter 2016: 19).

Literaturverzeichnis

Argyris, Chris (1991): Teaching Smart People How to Learn. In: Harvard Business Review (Mai-Juni), S. 99–109.

Arnold, Rolf (2015a): Bildung nach Bologna! Die Anregungen der europäischen Hochschulreform. Wiesbaden: Springer VS.

Arnold, Rolf (2015b): Die Berufsorientierung des Reflexive Man. Anmerkungen zur Rehabilitierung eines unvermeidbaren Anliegens der akademischen Kompetenzentwicklung. In: Volker Heyse, John Erpenbeck und Stefan Ortmann (Hg.): Kompetenz ist viel mehr. Erfassung und Entwicklung von fachlichen und überfachlichen Kompetenzen in der Praxis. 1. Aufl. Münster, New York: Waxmann, S. 67–77.

Arnold, Rolf; Erpenbeck, John (2016): Wissen ist keine Kompetenz. Dialoge zur Kompetenzreifung. 3. unveränderte Auflage. Baltmannsweiler: Schneider-Verlag Hohengehren.

Arnold, Rolf; Furrer, Hans (2010): Qualität. Eine Herausforderung für die Erwachsenenbildung. 1. Aufl. Bern: hep.

Arnold, Rolf; Gómez Tutor, Claudia (2007): Grundlinien einer Ermöglichungsdidaktik. Bildung ermöglichen, Vielfalt gestalten. 1. Aufl. Augsburg: ZIEL-Verlag.

Bachmann, Heinz (2011): Hochschule neu definiert-shift from teaching to learning. In: Heinz Bachmann (Hg.): Kompetenzorientierte Hochschullehre. Die Notwendigkeit von Kohärenz zwischen Lernzielen, Prüfungsformen und Lehr-Lern-Methoden. 1. Aufl. Bern: hep-Verl., S. 12–27.

Barth, Holger; Thumser-Dauth, Katrin (2006): Kompetent ins Berufsleben. Vermittlung von Handlungskompetenzen in einem gestuften Studiengang. In: Brigitte Berendt, Hans-Peter Voss und Johannes Wildt (Hg.): Neues Handbuch Hochschullehre. Lehren und Lernen effizient gestalten. 2. Aufl. Stuttgart: Raabe, S. 1–14.

Benien, Karl; Schulz von Thun, Friedemann (2010): Schwierige Gespräche führen. Modelle für Beratungs-, Kritik- und Konfliktgespräche im Berufsalltag. 7. Aufl. Reinbek bei Hamburg: Rowohlt-Taschenbuch-Verlag.

Beushausen, Ulla (2013): Therapeutische Entscheidungsfindung in der Sprachtherapie. Grundlagen und 14 Fallbeispiele. London: Elsevier Health Sciences Germany.

Beushausen, Ulla; Grötzbach, Holger (2011): Evidenzbasierte Sprachtherapie. Grundlagen und Praxis. 1. Aufl. München: Urban & Fischer in Elsevier.

BMBF und KMK (2013): DQR-Handbuch. Online verfügbar unter http://www.dqr.de/media/content/DQR_Handbuch_01_08_2013.pdf, zuletzt geprüft am 13.08.2016.

Brall, Stefan (2010): Arbeitsbegleitende Kompetenzentwicklung als universitäres Strategie-element. 1. Aufl. Norderstedt: Books on Demand.

Braun, Edith (2008): Das Berliner Evaluationsinstrument für selbsteingeschätzte studentische Kompetenzen (BEvaKomp). Freie Universität Berlin, Dissertation 2006. Göttingen: V&R Unipress.

Büttner, Claudia; Quindel, Ralf (2013): Gesprächsführung und Beratung. Sicherheit und Kompetenz im Therapiegespräch. 2. Aufl. Berlin, Heidelberg: Springer.

dbl (2014): Kompetenzprofil für die Logopädie. Unter Mitarbeit von Monika Rausch, Katrin Thelen und Isabelle Beudert, zuletzt geprüft am 11.06.2016.

Erpenbeck, John (2004): KODE. In: Volker Heyse und John Erpenbeck (Hg.): Kompetenzen erkennen, bilanzieren und entwickeln. Münster: Waxmann.

Erpenbeck, John; Rosenstiel, Lutz von (2007): Einführung. In: John Erpenbeck (Hg.): Handbuch Kompetenzmessung. Erkennen, Verstehen und Bewerten von Kompetenzen in der betrieblichen, pädagogischen und psychologischen Praxis. 2., überarbeitete und erweiterte Aufl. Stuttgart: Schäffer-Poeschel, S. XVII–XLVI.

Erpenbeck, John; Sauter, Simon; Sauter, Werner (2016): Social Workplace Learning. Kompetenzentwicklung im Arbeitsprozess und im Netz in der Enterprise 2.0. Wiesbaden: Springer Gabler.

Erpenbeck, John; Sauter, Werner (2013): So werden wir lernen!: Kompetenzentwicklung in einer Welt fühlender Computer. s.l.: Springer Berlin Heidelberg.

Erpenbeck, John; Sauter, Werner (2016): Stoppt die Kompetenzkatastrophe! Wege in eine neue Bildungswelt. 1. Aufl. 2016. Berlin, Heidelberg: Springer.

Gillen, Julia (2006): Kompetenzanalysen als berufliche Entwicklungschance. Eine Konzeption zur Förderung beruflicher Handlungskompetenz. Bielefeld: Bertelsmann.

Greif, Siegfried (2008): Coaching und ergebnisorientierte Selbstreflexion. Theorie, Forschung und Praxis des Einzel- und Gruppencoachings. Göttingen: Hogrefe.

Heyse, Volker (2007): Strategien - Kompetenzanforderungen - Potenzialanalysen. In: Volker Heyse und John Erpenbeck (Hg.): Kompetenzmanagement. Methoden, Vorgehen, KODE® und KODE®X im Praxistest. Münster: Waxmann, S. 11–179.

Heyse, Volker; Erpenbeck, John (Hg.) (2004a): Kompetenzen erkennen, bilanzieren und entwickeln. Münster: Waxmann.

Heyse, Volker; Erpenbeck, John (2004b): Kompetenztraining. 64 Informations- und Trainingsprogramme. 1. Aufl. Stuttgart: Schäffer-Poeschel.

Hilzensauer, Wolf (2008): Theoretische Zugänge und Methoden zur Reflexion des Lernens. Ein Diskussionsbeitrag. (2). Online verfügbar unter http://www.bildungsforschung.org/Archiv/2008-02/lernvermoegen/, zuletzt geprüft am 13.08.2016.

Kaiser, Arnim; Kaiser, Ruth; Hohmann, Reinhard (Hg.) (2012): Metakognitiv fundierte Bildungsarbeit. Leistungsfördernde Didaktik zur Steigerung der Informationsverarbeitungskompetenz im Projekt KLASSIK. 1. Aufl. s.l.: Bertelsmann W. Verlag.

Macke, Gerd; Hanke, Ulrike; Viehmann, Pauline (2012): Hochschuldidaktik. Lehren; vortragen; prüfen; beraten. 2. Aufl. s.l.: Beltz.

North, Klaus (2011): Wissensorientierte Unternehmensführung. Wertschöpfung durch Wissen. 5., aktualisierte und erw. Aufl. Wiesbaden: Gabler Verlag / Springer Fachmedien Wiesbaden GmbH Wiesbaden.

Pachner, Anita (2014): Die Metakompetenz "Selbstreflexion" und ihre Bedeutung für pädagogisch Tätige und deren Professionalitätsentwicklung. In: Volker Heyse (Hg.): Aufbruch in die Zukunft Erfolgreiche Entwicklungen von Schlüsselkompetenzen in

Schulen und Hochschulen. Aktuelle persönliche Erfahrungen aus Deutschland, Österreich und der Schweiz. 1. Aufl. s.l.: Waxmann Verlag GmbH, S. 434–447.

Pallasch, Waldemar; Hameyer, Uwe; Flittiger, Peter (2008): Lerncoaching. Theoretische Grundlagen und Praxisbeispiele zu einer didaktischen Herausforderung. Weinheim: Juventa-Verlag.

Reich, Kersten (Hg.) (2007): Methodenpool. Online verfügbar unter http://methoden pool.uni-koeln.de, zuletzt geprüft am 11.10.2016.

Reis, Oliver (2009): Durch Reflexion zur Kompetenz - Eine Studie zum Verhältnis von Kompetenzentwicklung und reflexivem Lernen an der Hochschule. In: Ralf Schneider, Birgit Szcyrba, Ulrich Welbers und Johannes Wildt (Hg.): Wandel der Lehr- und Lernkulturen. 40 Jahre Blickpunkt Hochschuldidaktik. Bielefeld: Bertelsmann, S. 100–120.

Roth, Gerhard; Lück, Monika (2010): Mit Gefühl und Motivation lernen. In: Weiterbildung (1), S. 40–43.

Sauter, Werner (2016): Kompetenzmessung in der Praxis. Mitarbeiterpotenziale erfassen und analysieren. Wiesbaden: Springer Gabler.

Schneider, Ralf; Szcyrba, Birgit; Welbers, Ulrich; Wildt, Johannes (2009): Einleitung. In: Ralf Schneider, Birgit Szcyrba, Ulrich Welbers und Johannes Wildt (Hg.): Wandel der Lehr- und Lernkulturen. 40 Jahre Blickpunkt Hochschuldidaktik. Bielefeld: Bertelsmann, S. 5–11.

Schön, Donald A. (1983): The reflective practitioner. How professionals think in action. New York: Basic Books.

Schüßler, Ingeborg; Arnold, Rolf (2003): Vorwort und einleitender Überblick. In: Rolf Arnold und Ingeborg Schüßler (Hg.): Ermöglichungsdidaktik. Erwachsenenpädagogische Grundlagen und Erfahrungen. Baltmannsweiler: Schneider-Verl. Hohengehren, S. 1–11.

Siebert, Horst (2011a): Lernen und Bildung Erwachsener. 1. Aufl. s.l.: Bertelsmann W. Verlag.

Siebert, Horst (2011b): Theorien für die Praxis. 3. Aufl. s.l.: Bertelsmann W. Verlag.

Stary, Joachim (2006): Lernende reflektieren ihren Lernprozess. Kersten Reichs Methodenlandschaft. In: Brigitte Berendt, Hans-Peter Voss und Johannes Wildt (Hg.): Neues Handbuch Hochschullehre. Lehren und Lernen effizient gestalten. 2. Aufl. Stuttgart: Raabe, S. 1–16.

Widulle, Wolfgang (2012): Gesprächsführung in der Sozialen Arbeit. Grundlagen und Gestaltungshilfen. 2., durchgesehene Aufl. Wiesbaden: VS Verlag für Sozialwissenschaften.

Printed in the United States
By Bookmasters